船水隆広 Takahiro Funamizu

深い疲れをとる自律神経トリートメント

Balancing and relaxing
the Autonomic Nervous System
for stress relief

主婦の友社

序

疲れを残さない極意

◉自律神経トリートメントとは

自律神経トリートメントは、東洋医学の手法を用いたセルフケアです。ツボの位置や経脈《けいみゃく》の流れがわからなくてもかまいません。「ここ一番、集中したいときは眉間を親指で軽く押さえる」「緊張をほぐしたいときは中指をひっぱる」「メンタルが弱ったらアキレス腱を伸ばす」など、自分に必要だと思うものだけ覚えてください。その動作をすることで、気持ちが落ち着く、イライラがおさまる、集中できる状態に自分をもっていくことができるようになります。

方法を体得すると、体の中心に軸ができ、気が充実して、肚《はら》がすわります。そのとき、おのずと最大のパフォーマンスが引き出されます。周囲がざわついていようと、時間に追われていようと、あせることなく、目の前のことに集中して順序よくとり組むことができるようになります。集中した時間のあとは、リラックスして休みます。緊張と弛緩《しかん》、動と静のバランスをとること、陰陽《いんよう》の調和をとることこそ、疲れを残さない極意。疲れが深くなってきたとき、体の声に耳を澄まして、すぐに自律神経トリートメントを始めましょう。

◉東洋医学の知恵を生かす

仕事や生活上のトラブル、人間関係のストレスから、一日の終わりにはぐったり、ということもあるでしょう。一晩、眠っても疲れがとれず、朝すっきり起きられない、眠った気がしないという声もよく聞きます。逆に、自分では気づかないまま、疲れをため込んでいる人もいます。たまった疲れは肩こりや頭痛、倦怠感といった不調としてあらわれ、さらに重大な病気を引き起こします。不調を感じないまま、突然病気を発症するケースもあります。

人間には本来、自分で疲れを回復する力が備わっています。しかし、多忙な生活で自律神経のバランスがくずれてくると、回復する力がうまく働きません。回復が遅れると、さらに疲れがたまってバランスがくずれるという悪循環が生まれます。

自律神経は、交感神経と副交感神経から成り、二つの神経がうまく切りかわりながら体の機能を調節するように働いています。陰陽論は東洋医学の基本概念で、この世に存在するすべてのものは陰と陽に分けられ、陰と陽がふえたり減ったり互いに抑制し合いながら、バランスをとって存在しているという考えです。東洋医学では、「陰《いん》」と「陽《よう》」がこの自律神経にあたります。

人間も自然の一部であり、人体にも陰陽があります。健康は陰と陽のバランスが保たれたうえに成り立っていて、バランスがくずれると不調が起こります。陰は心身を休め、潤《うるお》す働きがあり、陽は心身を活発に動かす働きをもっています。陰陽が、ちょうど副交感神経と交感神経の働きと重なることから、副交感神経を陰、交感神経を陽ととらえることができます。

規則正しい生活を心がけ、休息を十分にとることができれば、自律神経のバランスを保つことができます。それは陰陽の調和がとれた状態です。しかし、忙しい仕事や私生活、ストレスフルな人づきあいを、簡単に変えることはできません。本当に具合が悪くなるまで、体や心をゆっくりと休める時間をとれないのが現代人です。

陰陽を調和させながら、病気を未然に防ぐ手当てをして体調をととのえることは、東洋医学の得意とするところです。経絡《けいらく》やツボを使い、体が本来もっている力を高めるケアもそのひとつです。こうした、経絡やツボを利用したセルフケアが、自律神経トリートメントです。治ろうとする体の力を高めて陰陽を調和させる自律神経トリートメントは、多忙な日常でも短時間で行えます。自分の体の状態に目を向け、日々をすこやかに過ごす習慣を身につけてください。

◉気・血を流す経絡

東洋医学では、気《き》・血《けつ》・水《すい》の三つの要素が全身にめぐり、体をつくっていると考えます。気は、代謝や運動、防御、修復などさまざまな働きを担う生命エネルギー。血・水は体に栄養や潤いを与えるもので、血は思考の源ともされ精神を安定させる働きをもっています。陰陽でいうと、気は陽、血・水は陰です。

自律神経トリートメントで利用する経絡とは、「気・血・水」の通り道です。気・血・水の流れがスムーズなら体調もよいのですが、多忙な生活や精神的なストレスは、体を緊張させ、かたくさせて、気・血・水の流れを妨げます。気が流れないと、あらゆる生理機能が低下し、やる気がなくなります。血や水をつくり出すこともできません。血がめぐらなくなれば体に栄養が行き渡らず、動きが鈍くなったり、思考が衰えたりします。水がめぐらなければ、尿の排泄が滞ったり、体の潤いが保てず、肌がカサついたり、かゆみが出たり、むくみや頻尿が起こります。

ストレッチやマッサージで経絡を刺激し、緊張をゆるめ、めぐりをよくすれば、気・血・水の流れがととのい、陰陽が調和します。ツボは「経穴《けいけつ》」ともいい、経絡上にあり、経絡の流れの異常を見つけ、流れをととのえるために利用されます。

◉臓腑と関係の深い経絡

経絡には体を縦に走る太い経脈《けいみゃく》と、経脈から分かれて横に走る絡脈《らくみゃく》があります。また、経脈には、正経《せいけい》といわれる臓腑《ぞうふ》と関係の深い重要な12の経絡があって、「肝経」「心経」というように、それぞれが関係する臓腑の名前をつけて呼ばれています。

臓腑とは、東洋医学で考える体の機能をあてはめた場所です。臓には肝・心・脾《ひ》・肺・腎、心包があり、それぞれに表裏関係でつながった腑があります。

気をつけたいのは、ここでいう肝や心と、西洋医学でいう肝臓、心臓は、同じものではないということです。東洋医学でいう臓腑とは、実際に体の中にある臓器ではなく、もう少し幅広い働きを示したもので、たとえば肝には、臓器としての機能だけでなく、情緒を安定させる機能なども含まれます。

臓腑の働きが弱まったとき、経絡や経絡上にあるツボを刺激することで、臓腑の働きを高めることができます。なんだか気持ちが落ち着かないと思ったら、情緒を安定させる機能をもつ肝の経絡をさするというように、経絡の特徴を利用するのです。臓の経絡は陰経、腑の経絡は陽経とされ、両手を上にあげて立ったとき、陰経は下から上、陽経は上から下に流れています。陰経は下から上、陽経は上から下に刺激をするのが基本です。

臓のおもな働き

肝……血を貯蔵、気の流れを調節。また、精神状態を安定させ、筋肉、関節の働きを支える。物事の計画の立案や決断する気持ちと関係がある。肝が病むと関節が痛くなったり、筋肉がつったり、物事が計画どおりに進められなくなったりしてイライラが強くなる。表裏関係にある腑は、胆。胆は肝とともに消化を助ける働きや、物事を公平に判定する力がある。

心……血液を全身に送り出し、精神や意識、ほかの臓腑のコントロールをする。陽気が強い臓器なので、熱をもちやすく夏場は注意が必要。また弱ってくると感情が発揚しやすく、ハイテンションの状態になることもある。表裏関係にある腑は、小腸。小腸は消化、吸収を行い、体に要、不要なものを分ける。

脾……食べ物の消化、吸収を管理。気・血・水を作り出し、全身に供給する。脾が元気だと、食事をおいしく感じたり、いいアイディアが浮かんだりする。脾が疲れてくると手足が重だるくなり、階段の上り下りなどがきつくなってくる。また、よいアイディアが出なくなったり、前向きな気持ちになれないなどネガティブな思考に傾く。表裏関係にある腑は、胃。胃は、飲食物を受け入れて、小腸に送り、脾の働きを助ける。

肺……呼吸をつかさどる。新鮮な清気を吸収、汚れた濁気を排出する。また、体表に気を広め外部から体内を守る。腕の外側を走り、内側にある心を守るように存在している。肺は最初に邪気を受ける臓であるため、肺が弱るとかぜをひきやすく、背中が丸くなり、ため息が多くなる、不意に悲しくなったり、涙が出たり、沈んだ気持ちになる。表裏関係にある腑は、大腸。大腸は食べたあとの不要なものを便として排出する。弱ると便秘となったり、口の周りに吹き出物が出たりする。

腎……生命エネルギーを蓄え、成長や生殖、また水分代謝をコントロールする。呼吸の補佐や、骨を丈夫にする働きも。驚きや恐れをコントロールしているので、腎が弱ると、ささいなことでパニックになったり、不安や恐怖で常にビクビクしたりするようになる。また「腰は腎の府」ともいい、腎が弱ってくると腰痛が出やすくなる。表裏関係にある腑は、膀胱。膀胱は尿をため、排出する。

心包……心を包み、保護する。激しく落ち込んだり、イライラが強烈に出るときは、心包の経穴を用いて治療する。表裏関係にある腑は、三焦。三焦は全身の水のめぐりをコントロールするとされる。上焦、中焦、下焦に分けられる。

CONTENTS

Part 2

体調をととのえる自律神経トリートメント

Part 3

ストレスがたまったときの自律神経トリートメント

Part 4

ビジネスマンのための自律神経トリートメント

Part 5
女性のための自律神経トリートメント

Part 6
赤ちゃんと子どものための自律神経トリートメント

Part 7
不調を改善するための自律神経トリートメント

Part 1

疲れのサインは こんなところにあらわれる

胃の上を押して痛いときにはストレス注意

横になって、おへその少し上を押してみましょう。ここには中脘《ちゅうかん》という食欲とパワーの源になるツボがあります。ストレスがたまってくるとこのツボのあたりがかたくなり、縦に鉛筆ほどの太さの棒状のかたまりができます。そんなかたまりができたら要注意です。ストレスで胃潰瘍になるケースも少なくありません。また、中脘がかたくなっているときには、おへそをはさんで相対的な関係にあるツボ、関元《かんげん》にも影響が出ます。

関元は気がたまる場所で、本来ならあおむけになってさわると張りがあってかたいところ。それが、指で押しても押し戻す力がなくなってしまい、まるでハンバーグのたねのようにグニャッと沈むようになります。

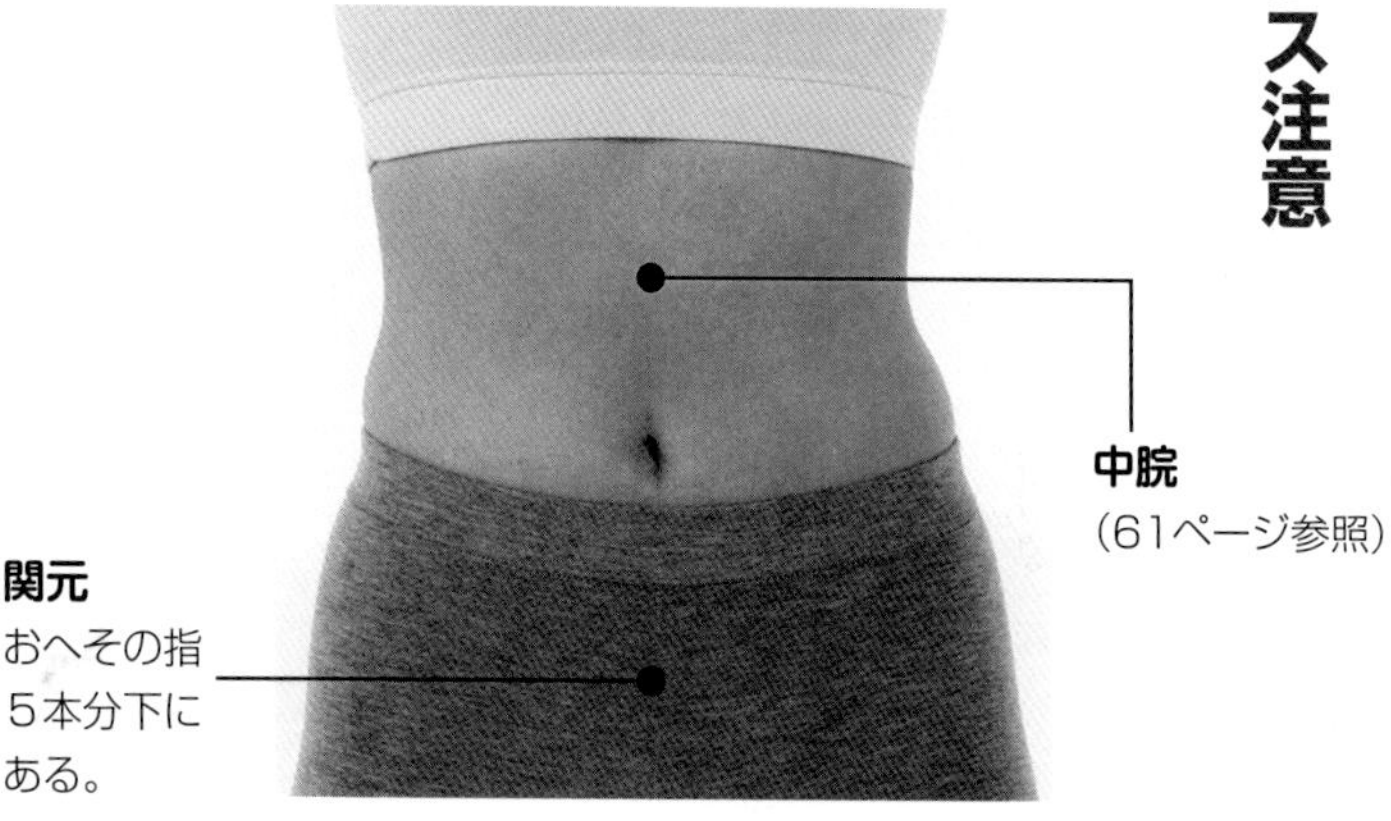

腹筋のあるなしは関係しません。

おへその上はカチカチ、おへその下はグニャグニャという状態になったら、相当なストレスがたまっていると考えられます。おなかを温め、心をゆったりさせましょう。

肺の経絡をつまんで痛いとかぜをひく

ゾクゾクと寒けを感じるその前に、かぜをひきかけているのに気づく方法があります。呼吸にかかわる働きをしている肺の経絡をひじから手首にかけて軽くつまんでみましょう。健康な人はとくに何も感じませんが、かぜをひきかけている人は、ピリピリとした痛みを感じます。ぜんそくの持病がある人などもピリピリ感じるでしょう。

経絡は皮膚の下、1～3㎜程度のごく浅いところを通っているとされています。そのため、気・血の流れが乱れる不調のサインは、自覚するより

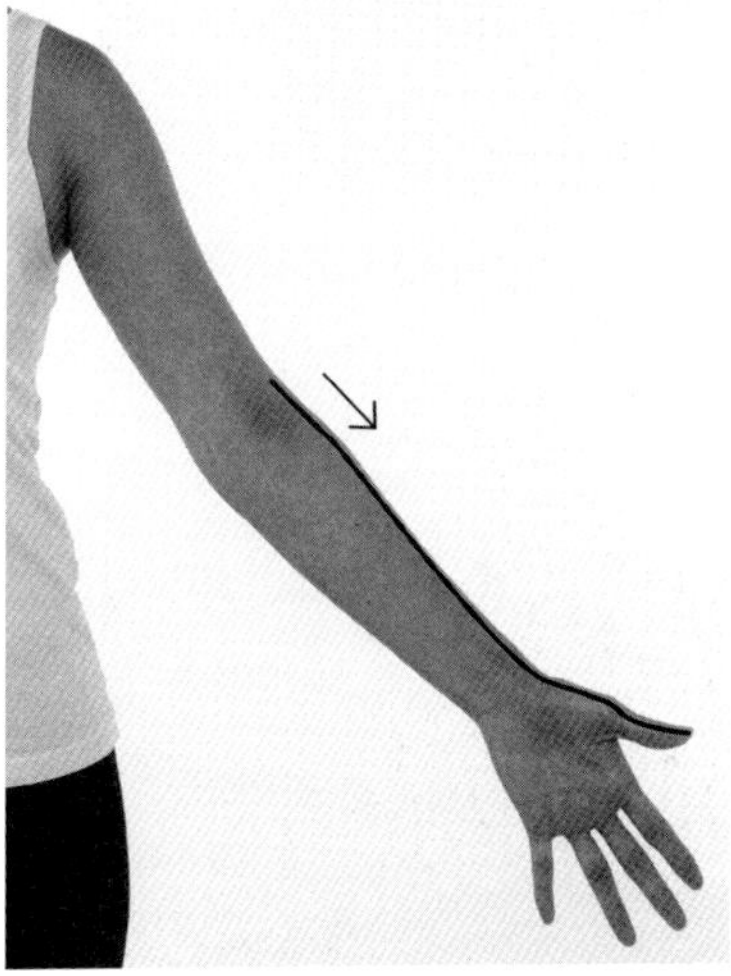

肺経《はいけい》
ラインに沿って
つまんでいく。

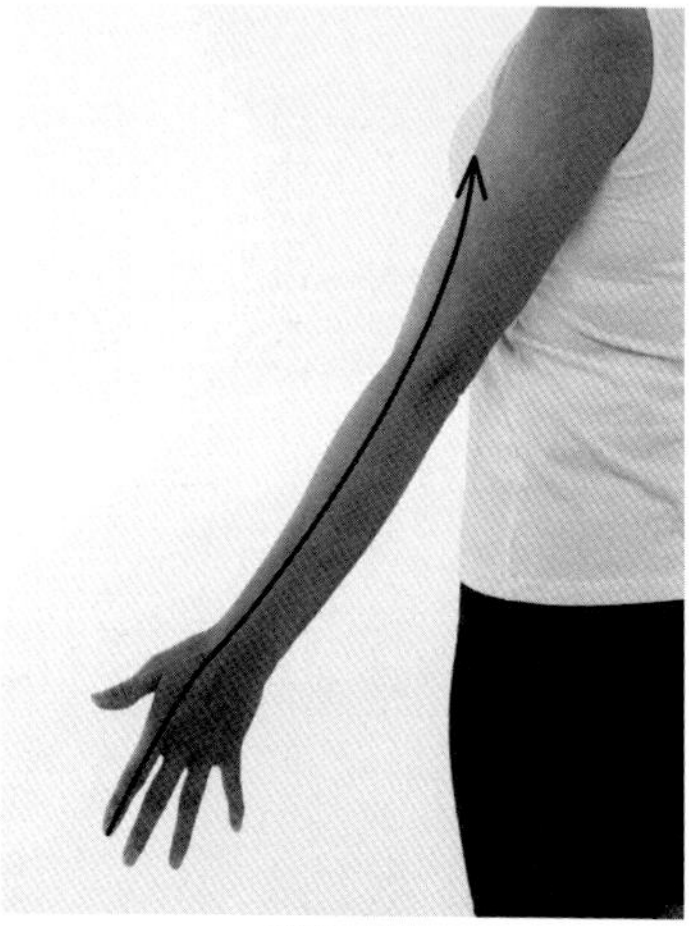

大腸経《だいちょうけい》

つねってしまえば誰でも痛いので、本当に軽くつまむだけ。

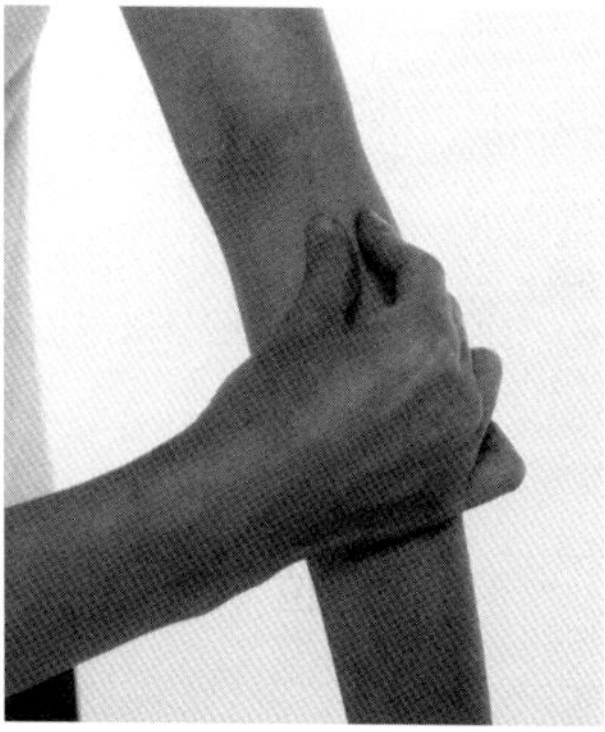

先に皮膚にあらわれるのです。

肺と表裏の関係にある大腸の経絡を同じようにつまんでみてピリピリ痛い場合は、体に熱がたまっている状態です。ほどなく熱が出ることがあります。

肺経、大腸経にこのような痛みがあったら、栄養をとって早めに寝ることです。まだ本格的に体調が悪くなる前で体力が落ちていないため、不調からの復活が早くなります。この2本の経絡を軽くさすったり、太淵《たいえん》（54ページ参照）を押すことも呼吸器の症状を楽にする方法です。

経絡をさわることで体の状態を知ることを切経《せっけい》といいます。切経で感じるピリピリとした痛みはわかりづらいものですが、一度感じるとしっかり自覚できるようになり、ひどいかぜや熱の予防に役立ちます。

耳がかたいときはエネルギーが弱まっている

耳の形は腎臓の形と似ています。耳は二つ、腎臓も二つです。東洋医学では、耳は腎と深いつながりがあるとされる部位で、腎の状態が耳にあらわれ、耳がかたいと疲れから腎が弱っていると考えます。

腎は生命エネルギーがたまっているところで、腎のエネルギーが空っぽになったときに人は亡くなると定義されている大事な場所です。水を入れた袋で、水風船のような弾力があって、かたいけれども柔軟であるものとされています。水が少ないとひび割れが生じます。耳は腎をあらわしています。耳はやわらかいのが理想です。

耳が本当にやわらかいのは5歳児くらいまでですが、耳を根元から前に倒したときに、自然に折れて痛みもなく、手を離せば耳が自然に戻る、耳に柔軟性のある人はとくに問題ありません。これが仕事などで疲れ果てていると、耳がカチカチにかたくなっていて折り紙のようにパキンと折れ、けっこうな痛みが出ます。そんなときは腎が干からびてきて、生命エネルギーも弱まっています。

腎の潤いがなくなると、腰痛も起こります。これは、水の柱となって腰部にある腎がカチカチになり、腰を曲げるときにバキバキと割れるためです。耳がかたい人は、多くの場合、腰痛をもっています。

耳を前に倒したり、耳を引っぱったりして、痛みがないかをチェックしましょう。痛いときには「耳マッサージ」（40ページ参照）をし、耳をやわらかく保つようにします。

とくに気をつけたいのは、耳の小さな人です。腎が大きければ生きる力が旺盛です。耳が大きい人は腎も大きく、生まれつき強い力をもっていると考えられます。「福耳」というのは、腎が大きく強い人をあらわすものなのです。

しかし、耳が小さい人は、もともとの腎の力が弱いので、何をしてもバテやすく、ミスもしやすくなります。常に耳をやわらかく、腎をたいせつにすることが必要です。

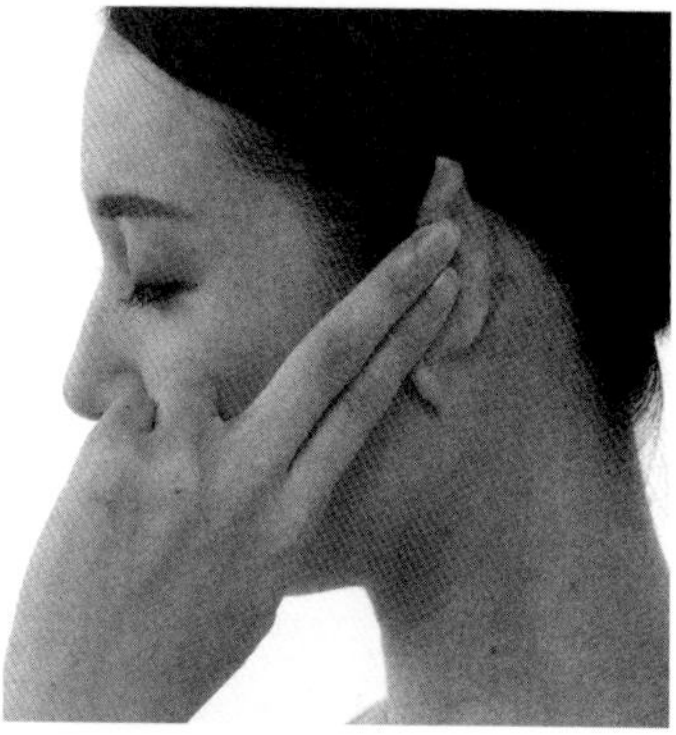
耳を根元から前に倒してチェック。

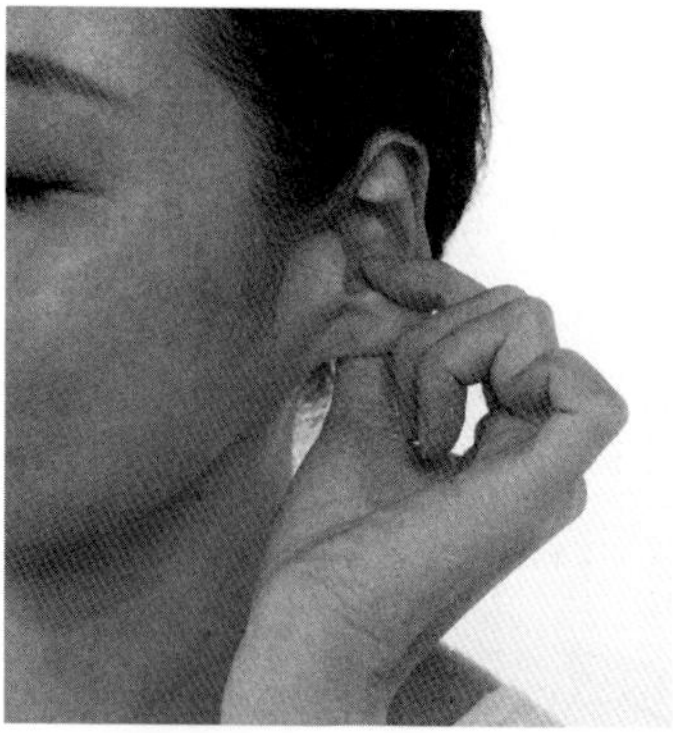
耳を引っぱり伸びるかどうかでチェック。

髪がパサつく、広がる、抜けるときは心が弱っている

歳をとると髪がパサついたり、抜けたり、白髪が出てきたりします。これは腎のエネルギーが減ってくるために起こることで、加齢による変化であれば問題のないものです。しかし、ツヤもなくパサパサし、抜け毛もひどいなど、髪の状態がとても悪い場合は注意が必要です。疲れから腎の働きが落ち、メンタルもよくない状態になっています。ゆっくり休むとともに、メンタルを強くする「ふくらはぎストレッチ」（36ページ参照）を行うなどしましょう。

まぶたがけいれんするときはストレスがたまっている

まぶたのけいれんは、対人関係の精神疲労のあらわれです。けいれんは、病院を受診すると、たいていの場合ビタミン薬を処方されます。しかし、もとになっているストレスを減らさなければ問題は解決しません。まずは周囲に気を使いすぎていると自覚し、心をゆるめる時間をもちましょう。筋肉に栄養を与えている肝の経絡をさするのもよいでしょう。

ストレスがたまるとカチカチヘッドになる

手を熊手のような形にし、指の腹で頭をさわってみましょう。頭皮にやわらかさがなく、まるで直接骨にさわっているかのようにかたく、動かそうとしても頭皮が前後に動かないようなら、ストレスがたまっています。

人間は、ストレスを感じると筋肉を締めて体をかたくし、守りの態勢をとります。ストレスに対し、ファイティングポーズをとってかまえるのです。体はかたくなり、頭皮もかたくカチカチになります。

毎日頭をさわっていると、きょうはかたい、きょうはやわらかいというように変化を感じられるようになります。日常的に自分の頭をさわり、ストレスのたまり具合を知りましょう。髪を洗うときや、髪をとかすときなどを利用して、習慣づけることがたいせつです。

かたいなと感じたら、頭マッサージ（48ページ参照）で早めにケアをしましょう。

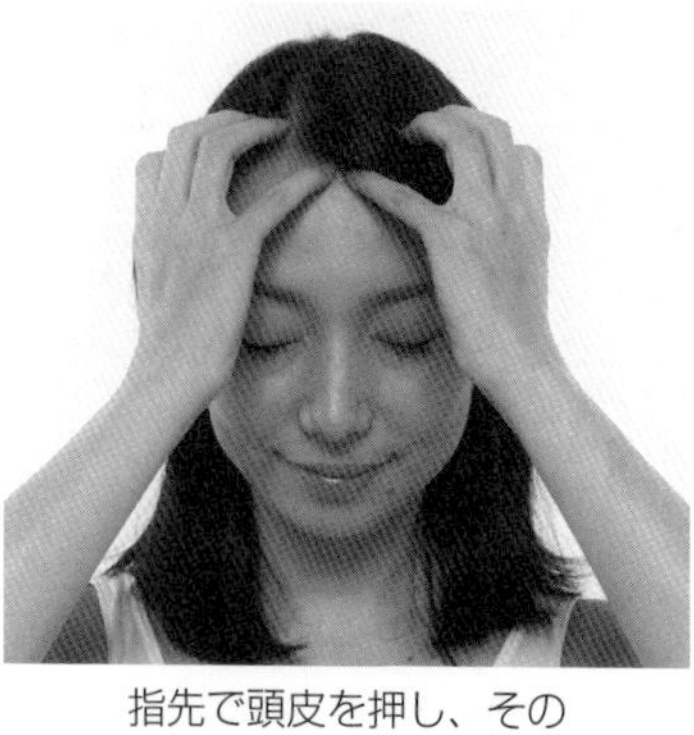

指先で頭皮を押し、そのまま前後に動かしてみる。

さらにストレスがたまるとむくみヘッドに進行

頭皮がかたくなったカチカチヘッドのまま、1カ月、2カ月と過ごすと、今度は頭皮がむくんできます。頭を指の腹で押すと指が沈みます。頭皮がやわらかい座布団のようになってしまうのです。これはストレスがマックスになった状態で、常に愚痴ばかり言っているような人によくみられます。

このようにむくむのは、長く続くストレスに、体が守りを固めるのをあきらめ、ファイティングポーズをやめてしまうからです。いままで緊張してかたくなっていた部分がゆるみ、そこに水が流れ込んできてむくみます。

むくみは側頭部から始まり、頭頂部に向かって進行していきます。頭頂部までむくみが出たときには相当悪い状態です。うつぎみの人の場合、多くが頭頂部までむくんでいます。側頭部がむくんでしまうのは、まだしかたありません。気づいたらすぐにマッサージでケアをし、頭頂部まで進まないようにしましょう。

できれば、カチカチの段階で気づくようにすることです。カチカチヘッドはすぐによくなりますが、むくんでしまうとよくなるまでに半年くらいはかかります。

爪の縦線、横線は疲れのあらわれ

爪が健康状態をあらわすことはよく知られていることです。東洋医学では、爪は肝の状態をあらわすとされています。肝は血をため、めぐらせる働きをしていて、疲れやストレスの影響を受けやすいところです。

つやのあるきれいなピンク色の爪であれば、肝が正常で、血も十分に全身をめぐっている状態です。肝の状態が悪くなると、爪の形や色が悪くなったり、もろくなったり、筋ができたりする異常が起こります。

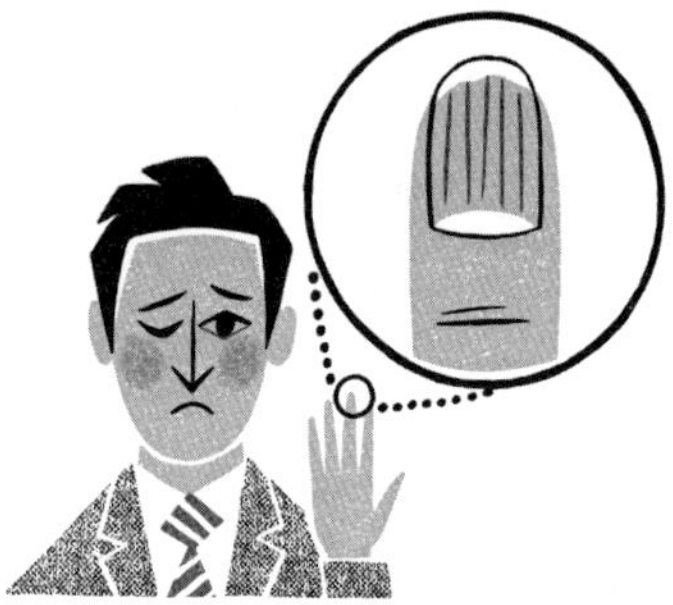

縦線で表面がガタガタしている。

爪に縦の線が入るのは疲れのサインです。老化のあらわれでもあります。うっすらした線ならあまり問題ありませんが、線の溝が深くなったり、数が多くなったりして表面がガタガタしてきたら、ストレスがたまって気・血の流れが悪くなっている状態です。十分な睡眠がとれないなど、1カ月ほど疲れがたまるとそのような線が出てきやすくなります。まずは、よい睡眠をとりましょう。

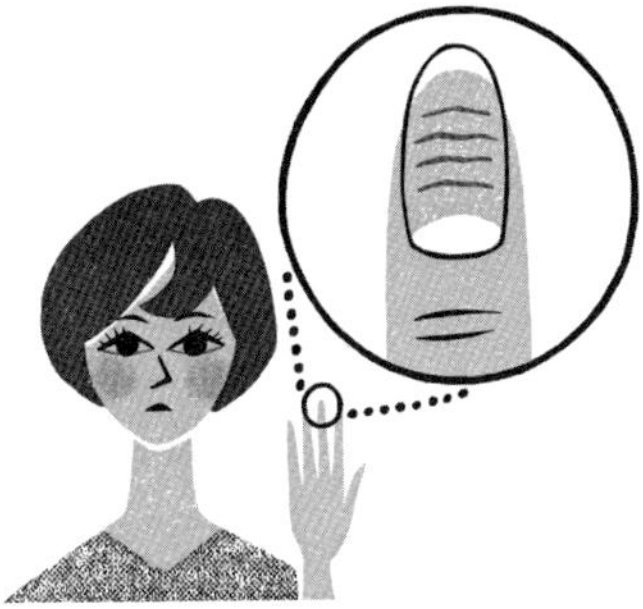

横線が入りでこぼこができている。

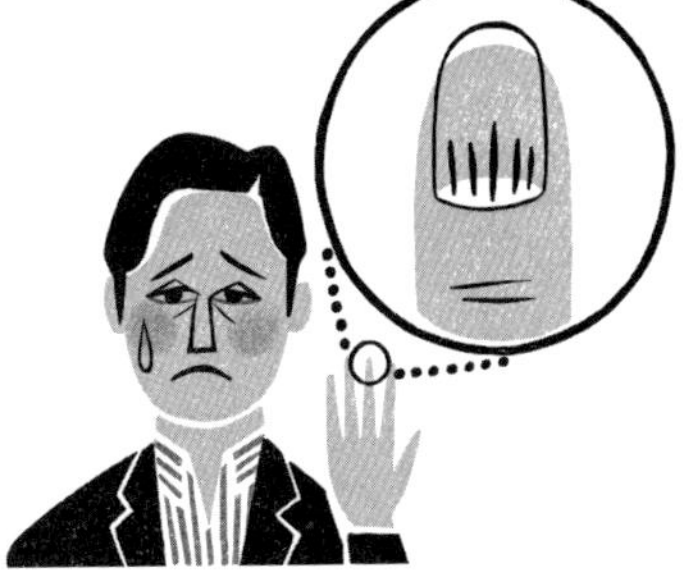

黒い縦線が出ている。

さらに疲れがたまると、爪の根元から黒い線が出てきます。この線が出てきたら相当疲れています。しっかり休み、肝の状態をととのえることが必要です。はっきりした黒い線だとメラノーマ（悪性黒色腫）の可能性もあるので注意しましょう。濃くなっていったり広がっていくような場合には、一度皮膚科を受診しておくと安心です。

横の線は、栄養不足のサインです。爪が作られるときに血が足らないと健康な爪ができず、そこが筋になってしまうのです。疲れの影響もあります。

また、爪の色からも体の状態を知ることができます。色が白っぽくなっているときは血が足りない貧血状態、黒っぽければ血が停滞してしまった瘀血《おけつ》の状態です。赤みが強いときは、熱がこもった状態で、血圧も高くなっているでしょう。紫色なら肝の衰えに加えて、冷えから腎の働きが落ちていると考えられます。色の変化にも注意してみましょう。

足の裏がつるときは疲労困憊

加齢によってエネルギーがなくなってくると、筋肉がかたくなってきます。するとちょっとした刺激で足の裏がつります。高齢になると、冬、布団に足を入れたときにひやっと冷たさを感じただけでつることもしばしばです。これはお灸《きゅう》で血のめぐりを改善することで防ぐことができます。

30代、40代で、ふくらはぎでなく足の裏がつるのは、とても疲れていて、まるで高齢者のようにエネルギーが低下しているためです。自分では気づかない精神的な疲労があったあとかもしれません。

エネルギー不足で、血のめぐりも悪く、足は冷えきった状態になっています。足の裏にあるエネルギーがわき出るツボ「湧泉《ゆうせん》」（59ページ参照）を押したり、温めたりして、パワーアップを図りましょう。

湧泉がある腎経はもともと冷えやすい経絡なので、足の裏を中心に温めることは、とても効果的です。寝る前に行うとよいでしょう。足湯や足首に蒸しタオルを当てるのも冷えをとるのに有効です。

朝起きたときの首回りの汗は緊急サイン

朝起きたとき、パジャマやシャツの首回りだけ汗で冷たくなっていることはありませんか。このような汗を東洋医学では「盗汗《とうかん》」といいます。盗汗は体のバランスが悪い状態になっていることのあらわれです。体からの緊急サインと受けとって、すぐに休息をとるなど、体を休めることを考えましょう。自分では気づいていないかもしれませんが、体はとても弱っています。

寝汗でも、全身にかく汗ならば問題ありません。体の温度を少し低めにするよう、体温調節のためにかく寝汗は、生理的なものです。

ほかはぬれていないのに、首回りだけパジャマがびっしょりになるほどかく汗が、注意が必要な盗汗です。自律神経失調症の特徴的な汗で、極端に疲労している人や、うつ症状の強い人に出やすいものです。

首回りだけどうして汗をかくのか、それは体の陰陽のバランスがくずれてしまっているためです。陰陽で考えたとき、夜は陰、昼は陽の時間です。陰の時間になると、人間の体も体温が下がり、体が少し冷たくなって心拍数も少なくなります。血のめぐりが少しおさ

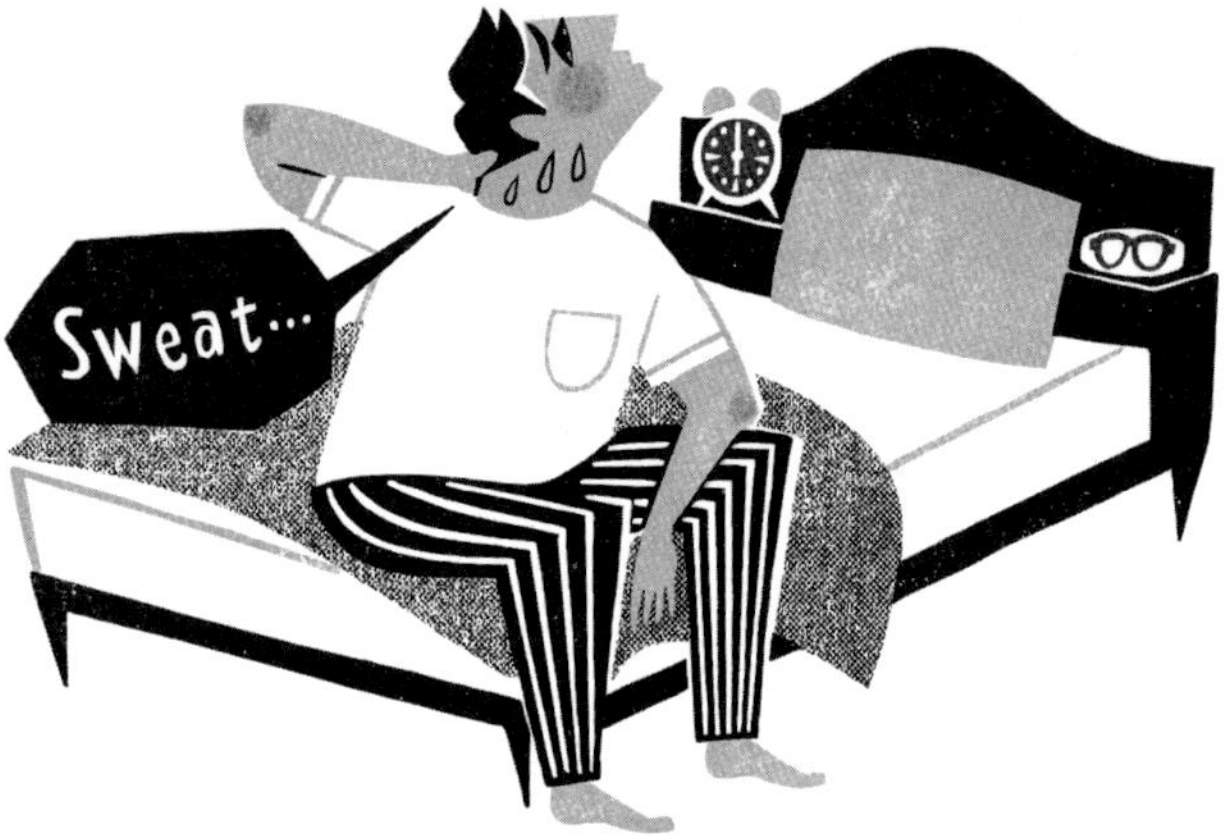

まることで、ゆっくり眠ることができます。

寝ていて首回りに大量の汗をかく人は、陰の時間であるはずの夜に、陽の力が強くなってしまっていると考えられます。体の中で、より陽が強い部分は上半身なので、首回りと頭に汗をかき、朝、起きたときに頭の汗は枕に吸収されてしまっているので、首回りだけがぬれた状態で残ります。

盗汗をかく人は、体の中の陰陽が逆転してしまっているために、深く眠ることができません。疲れもうまくとれずに、蓄積されてしまいます。

体の中の陰が不足して陽の力が強くなっていることうした状態を、「陰虚《いんきょ》」といいます。陰虚のためにかく汗は、ベトベトと粘りのある、まとわりつくような汗です。運動したときにかくサラサラした汗とはまったく違い、いくらたくさんかいてもデトックスにはなりません。

昼間、起きているときにもベトベトした汗をかく人がいますが、これは気が足りない「気虚《ききょ》」からくる汗です。むくみが出たり、疲れやすかったりする状態で、これはこれで問題ですが、寝ている間にかく盗汗とはまた異なります。

陰虚の人の特徴として、体を冷やす素材をもっていないことから、足や手のひらが熱っぽくなることがあげられます。そのため、足の裏が湿っていたり、足がくさくなったりしがちです。

女性は月経前後や更年期に陰虚になりやすく、男性では30歳前後に多くみられます。足や、手のひらに熱をもっているときや、陰虚になりやすい年齢では、とくに盗汗を見逃さないようにしましょう。

盗汗をかくような状態が続くと、自律神経の乱れから会社に行けなくなるなど、うつの症状が本格的になってしまうことがあります。また、陰虚は血・水が不足している状態のため、血のめぐりが悪くなり、血を流そうと働く心臓にダイレクトに負担がかかります。心臓が疲れきってしまう状態が何年も続くと、心臓の病気を引き起こすことすらあります。

朝起きたときに、気持ちが悪いくらい首回りに汗をかいている日が2~3日でも続いたら、すぐに体を休め、体のバランスをととのえるべきです。

コラム

舌にあらわれる、さまざまな不調のサイン

舌は東洋医学で「舌診《ぜっしん》」という診断方法で使われる大事な場所です。舌の色や形、大きさ、舌苔《ぜったい》の様子を見ることで、体の状態を知ります。舌からはたくさんの情報が得られるのです。

健康的な舌は、きれいなピンク色で、たとえていうならおいしそうなタラコのような色です。舌苔は、厚くてもまったくなくてもよくありません。白く薄くついているのがよい状態。理想的なのは3歳児くらいの舌です。

体の状態によって、舌の様子は日々違ってきます。日常的に舌を見て、体調を知る手がかりにするとよいでしょう。ただ、飲食のあとは舌の色が染まっていることがあるので注意が必要です。

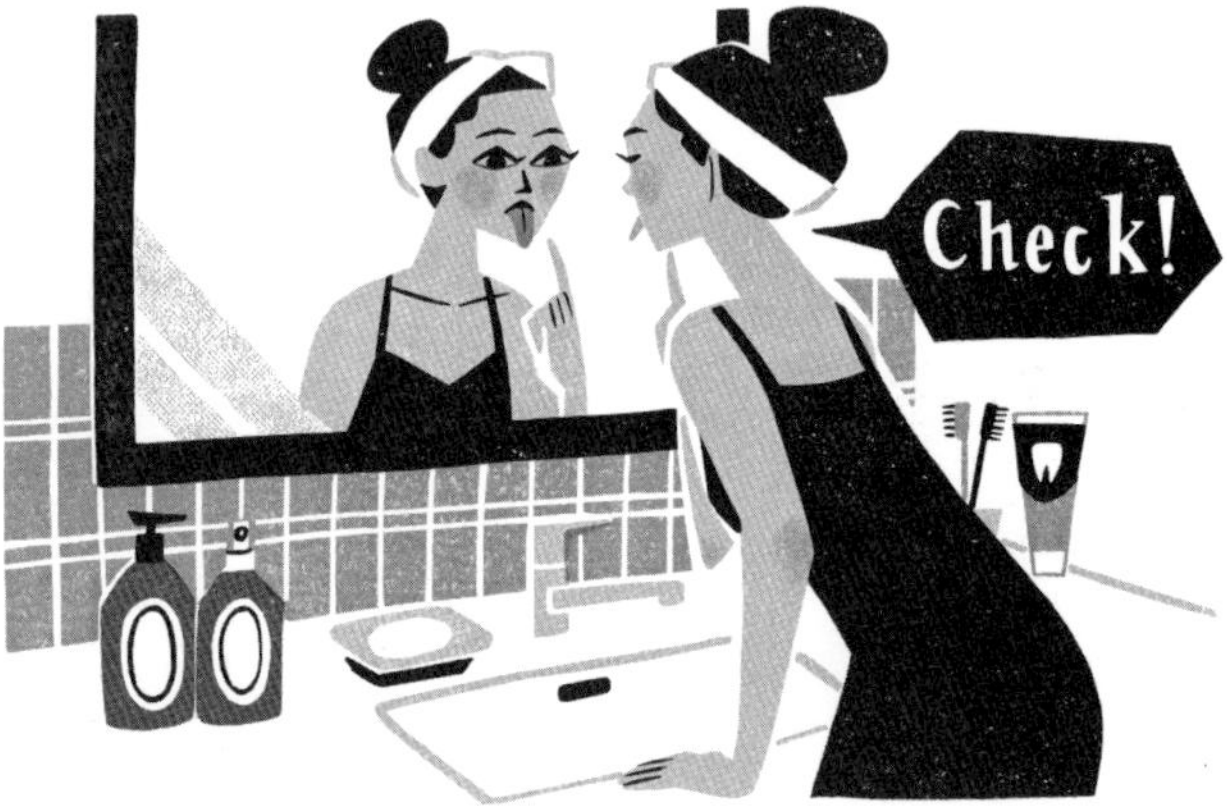

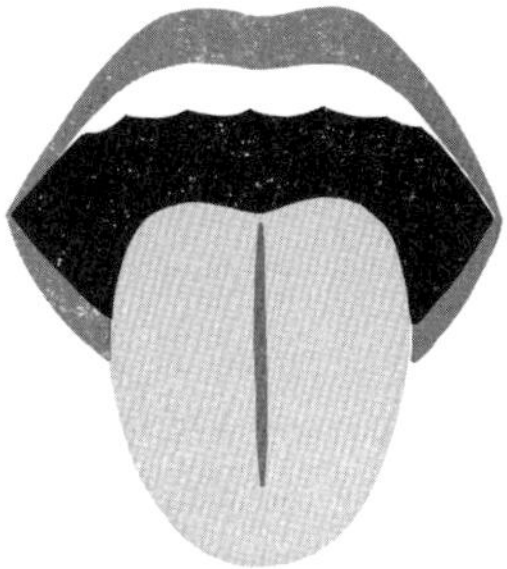

色が白い

血が足りない血虚《けっきょ》の状態。疲れやすく、貧血ぎみでめまいを起こしたり、体が冷えたりすることがある。逆に舌が赤いときは熱がたまっている状態。

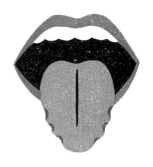

歯型がついている

エネルギー不足の気虚の状態で、疲れやすくなっている。日によってあとのつき方は変わる。はっきりとついているときは無理をしないように。

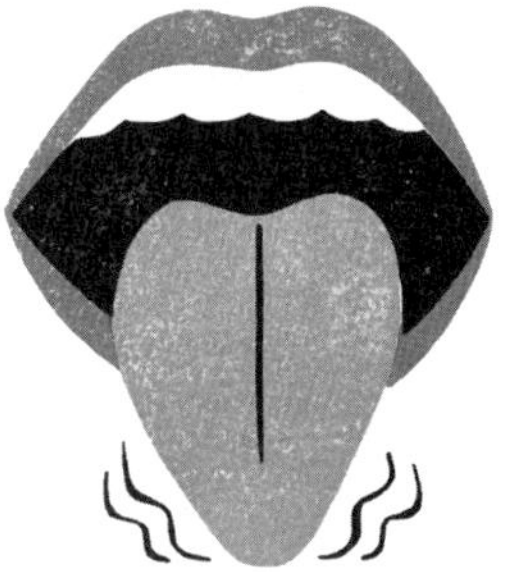

舌を出すと舌が震える

気血両虚。疲労とストレスがたまっているが、まだ始まりの状態。自律神経失調症のタイプで、軽く目を伏せたときに、まつ毛が震える人も多い。

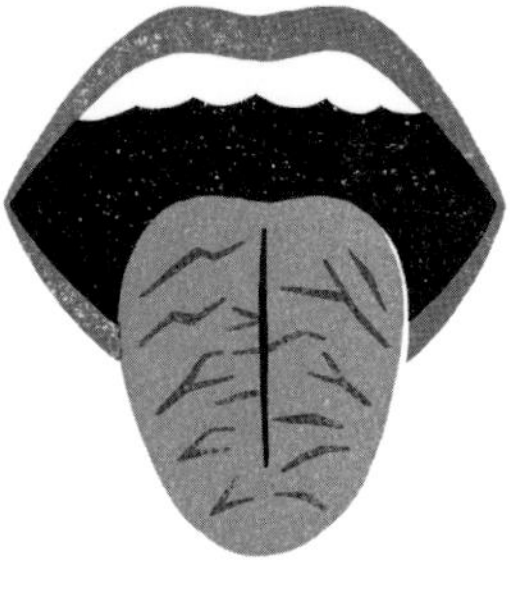

裂紋《れつもん》がある

乾燥してヒビが入ったように深い溝がある舌は、水分、栄養不足。とても疲れていてやる気が出ない。未熟児だった人によくみられる。腎を補う。

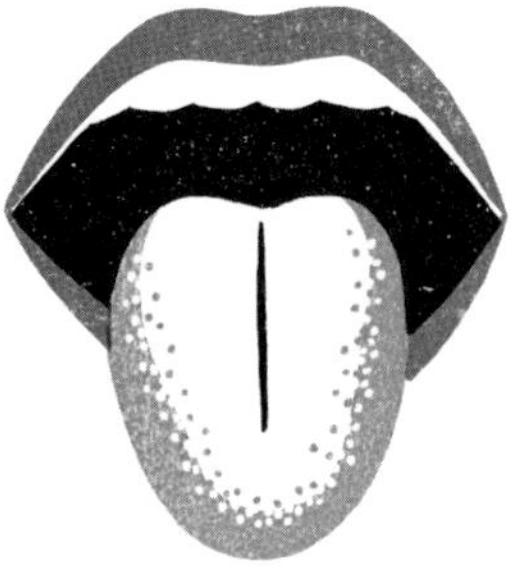

べたっとした苔がある

消化器系が弱っている。胸やけがしたり、便秘がちだったり、慢性胃炎を起こしていたりするタイプ。食生活の見直しが必要。

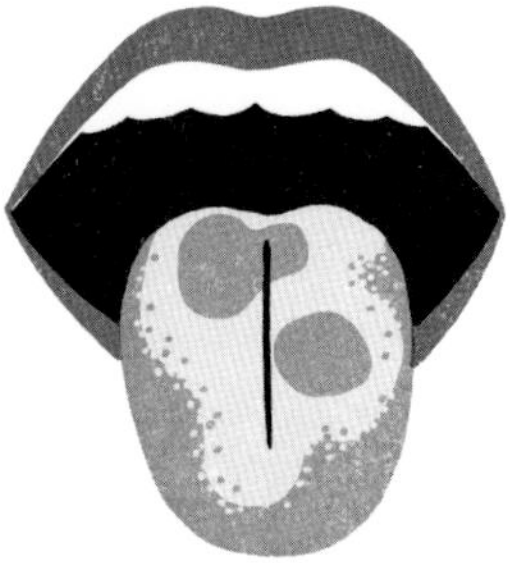

苔がところどころはがれている

地図舌といわれる舌で、バイタリティー不足になっている。疲れきっていてとても悪い状態。結果が出せないスポーツ選手にもよくみられる。

Part 2

体調をととのえる

自律神経トリートメント

毎朝やれば気持ちが上向く
「背中ストレッチ」

朝はまず、背中を伸ばしましょう。体をそらすとフレッシュな気が入ってきて、気持ちが上向きます。布団の中で、伸びをするのもよいでしょう。

背中には、膀胱経（37ページ参照）が二重に走っています。そこには、肝・心・脾・肺・腎に関するすべてのツボがあり、背中の経絡がきれいに通れば体調がぐんとよくなります。

疲れたとき、人は自然と、両手をあげて伸びをするポーズをとります。このポーズには大きな効果があるわけです。背中を伸ばすことはとてもたいせつなことです。

自信がないような、下を向いて肩を前に出すポーズをしていると、肺の働きがまずおかしくなります。浅い呼吸しかできなくなり、よい気が体に入らず、よい考えも浮かびません。朝は、意識的に背中を伸ばす。それだけで心身のととのい方が違います。

片手をあげ、指を伸ばし、顔をあげて指先を見る。指先を上に引っぱられているようなイメージで腕をぐんと持ちあげ、しっかりと背中を伸ばす。もう一方の手も同じように行う。こうすると不思議と、「少しがんばろうかな」という前向きな気分になる。胸が開き、空気がたくさん入ってきて、肺が活動しはじめる。そして背中を伸ばすことで膀胱経と督脈《とくみゃく》（背中の正中線を流れる経絡）に気が回り始める。少しの時間でも、毎日行うことで運も上向くように。

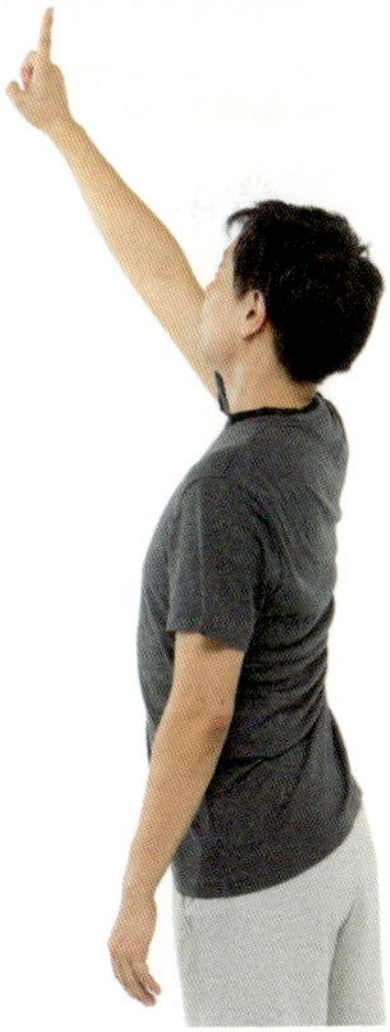

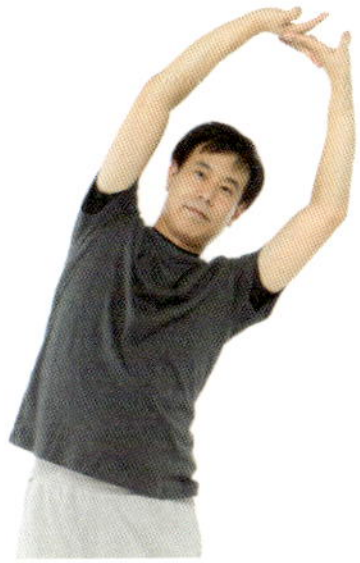

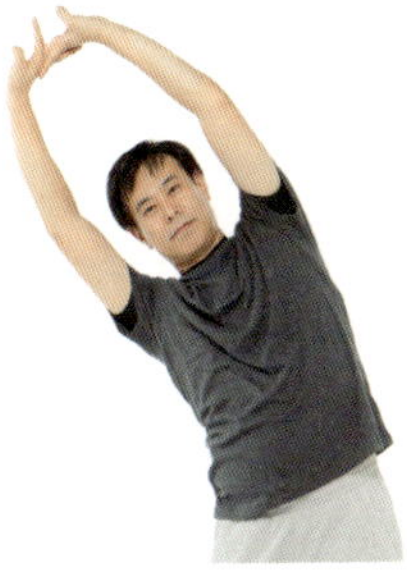

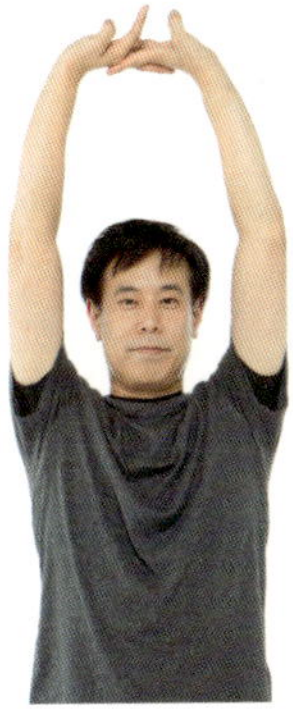

両手を組んで上にあげ、腕が耳の後ろになるくらいの気持ちでそる。そのままゆっくりと息を吐きながら左右に倒す。

メンタルを強くする

「ふくらはぎストレッチ」

アキレス腱を伸ばすようにふくらはぎをストレッチします。ふくらはぎに通っている膀胱経を伸ばすことで、メンタルを強くすることができます。

なぜ、膀胱経がよく通るようになるとメンタルが強くなるのか。それは、膀胱経が表裏の関係にある腎に、心で作られた熱を運ぶ働きをもっているからです。

腎は水を入れた袋のような臓で、生命エネルギーがたまっていると考えられているところです。そこに膀胱経を通って心の熱が入ることによって、水が沸騰し、元気がわき上がって、ほかの臓に届きます。

体の上部にある心から、いちばん下にあるとされる腎まで、膀胱経によって熱がおろされないと、腎が冷えてしまい。生命エネルギーである気がわきません。やる気も出ず、気持ちが落ち込んでしまうというわけです。

また、熱がうまくおりなければ、下半身が冷え、腰痛や女性不妊・男性不妊を引き起こすこともあります。

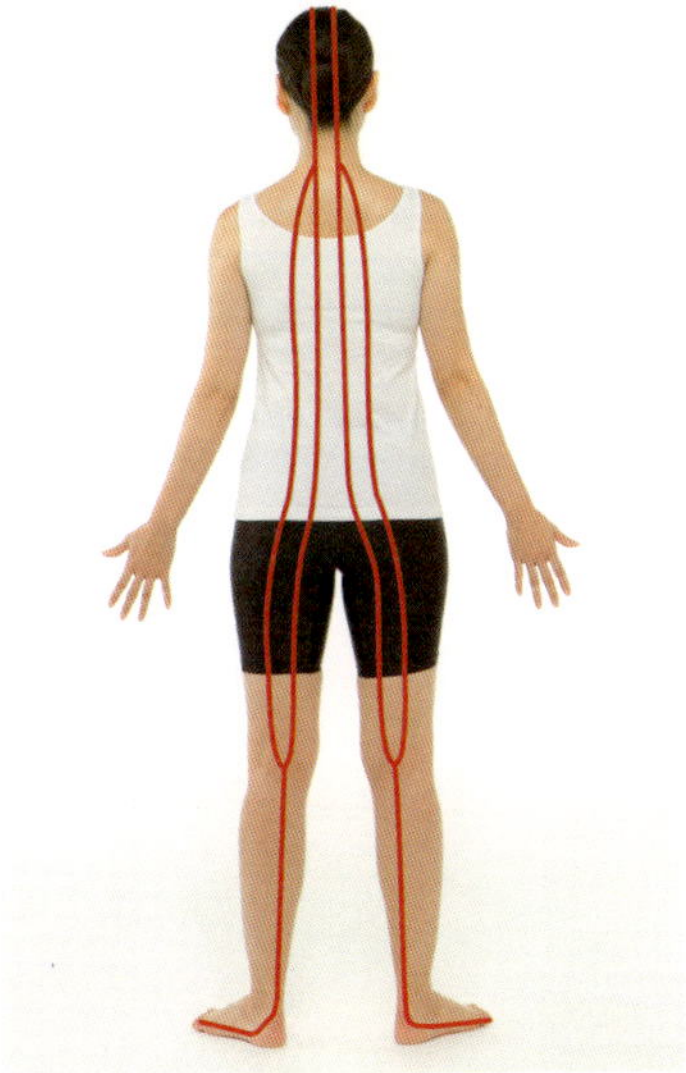

膀胱経《ぼうこうけい》

顔から頭、首、背中、ふくらはぎ、足の先まで走っている、いちばん長い経絡。ツボも多い。

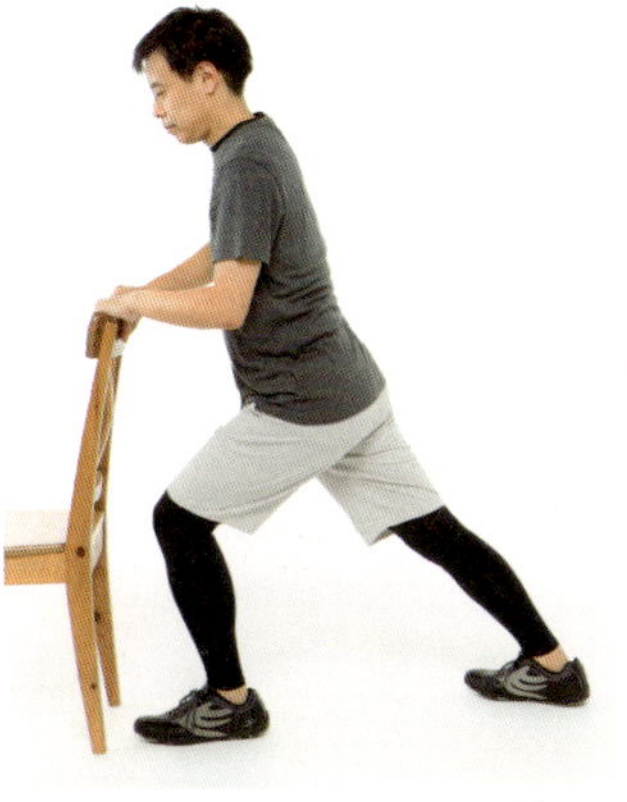

息を吐きながら体を前に倒し、20秒キープ。後ろの足のかかとはつけたままにしておくことがポイント。逆の足も同じように行う。

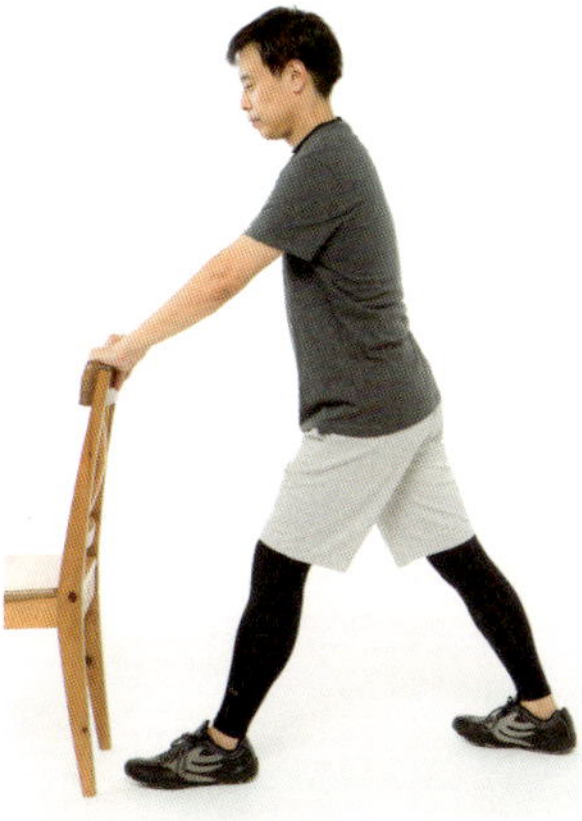

いすの背などにつかまって、片足を1歩前に出す。

心を落ち着かせる

「手首そらし&中指伸ばし」

中指から腕の内側の中心を走っている心包経を伸ばすことで、心を落ち着かせることができます。緊張が続いているとき、仕事の合間などに行って、リラックスしましょう。

大きな動きを必要とせず、周囲の人にも気づかれずに行える中指伸ばしは、大事な面接や、試験を待つ時間など、緊張が高まるシーンで効果を発揮します。

心包は、心を包み、守る働きをしている臓です。心は、ほかの臓腑の働きもコントロールしている、臓腑の中のトップオブザトップ。そのため、心の経絡を直接刺激して働きをよくすることはしません。心を適切に働かせようと考えるときには、まわりを包む心包の経絡を使うのです。

このトリートメントによりストレスが緩和されるので、寝る前に行えば、ぐっすりと眠ることができます。

気持ちが落ち込みがちな人は、手首が固まっていてそらないことがあります。そんなときは、「内関《ないかん》」（62ページ参照）を押しながらそらすと、よく伸びるようになります。

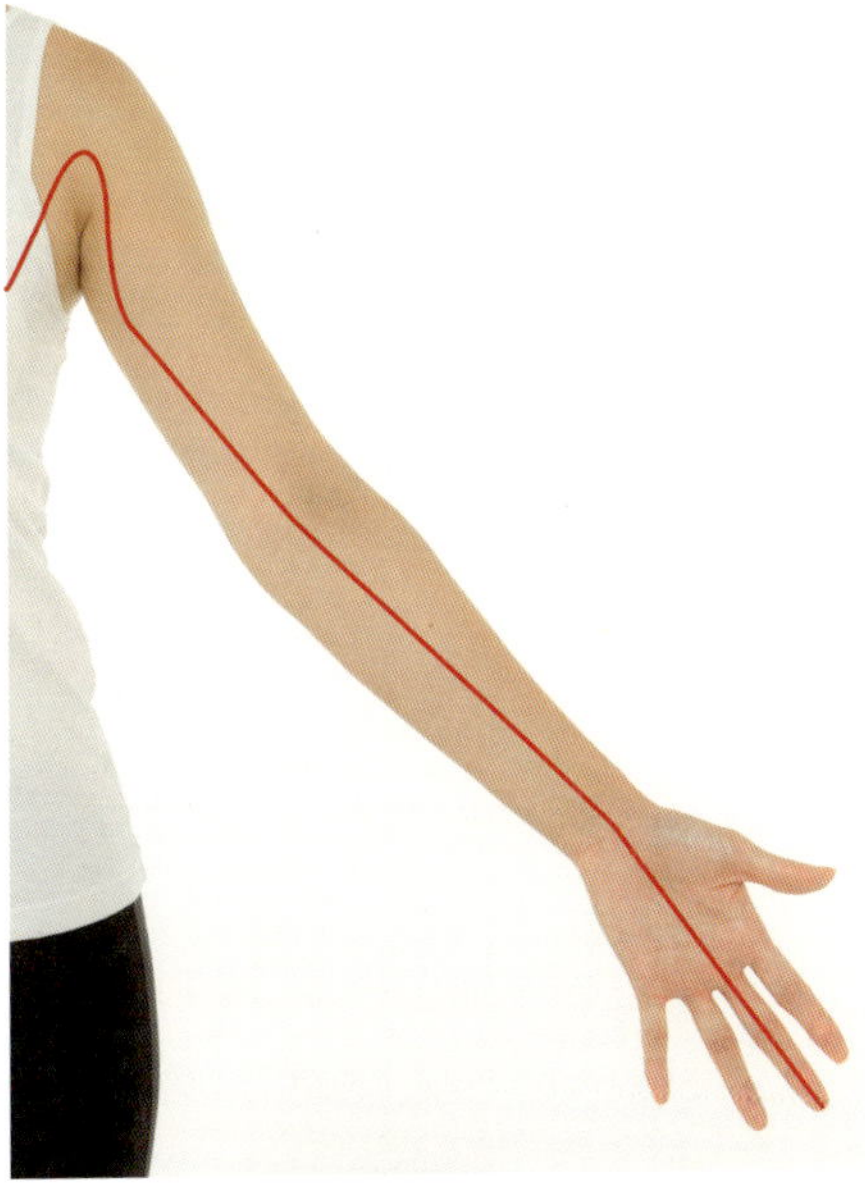

心包経《しんぽうけい》

腕の内側を通り、手のひらの中心を通って中指まで走る。

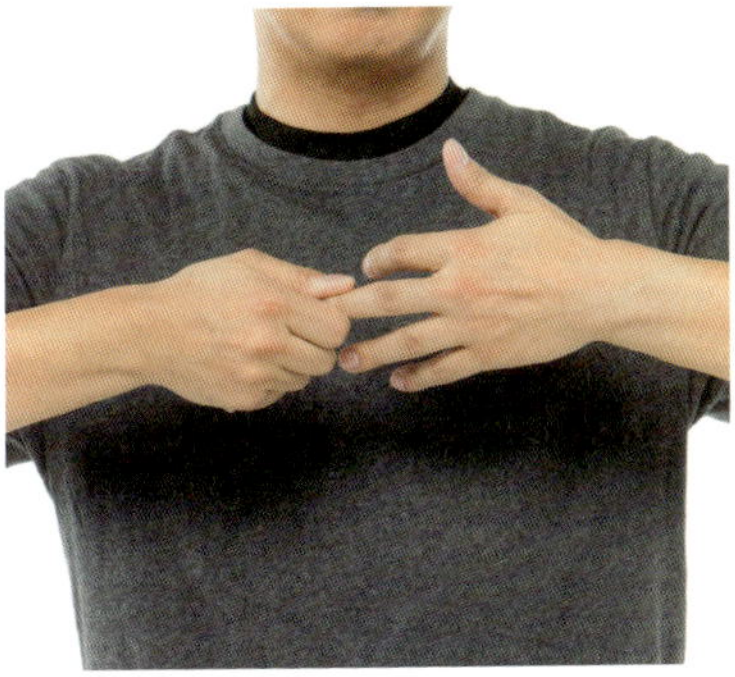

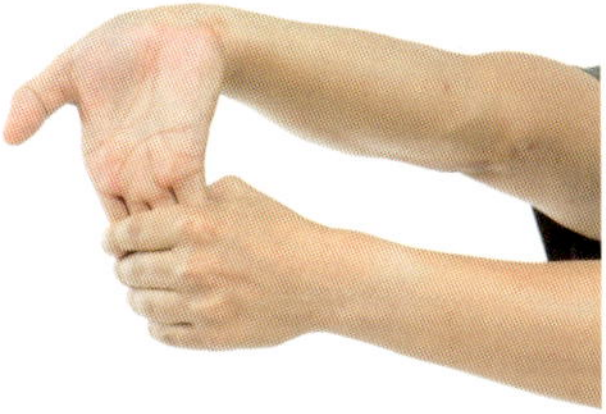

中指伸ばし

中指の爪の部分を横からつまむようにして、もみながら引っぱる。両手とも行う。

手首そらし

４本の指を持って、手首を返す。机の端などに４本の指先を当てて、手首を前に出すようにしてもよい。両手とも行う。

疲れやストレスを解消する

「耳マッサージ」

パート1でもふれたように、腎と関係の深い耳は、やわらかくあるべきところです。耳マッサージでやわらかくしておきましょう。左ページの「ぎょうざ」と「しゅうまい」は耳のかたさのチェックにもなり、マッサージ効果もあります。気づいたときに行うといいでしょう。

初めは痛いという人も、続けるうちに耳がやわらかくなり、痛みもなくなります。体のバランスが悪かったり、これからバランスがくずれそうだというときには、左右の耳で痛み方が違うことがあります。そのときは痛いほうをゆっくりと丹念にマッサージします。耳が温かくなり、ジーンとすることがたいせつです。

耳には、いろいろな内臓につながるツボもあり、マッサージをすることでツボが刺激を受け、体のバランスがととのいます。耳のツボは即効性が高く、マッサージをすることで胃の痛みがおさまるなど、すぐに結果があらわれるのが特徴です。フランスでは、耳たぶに鍼を打つストレスの治療法が行われています。

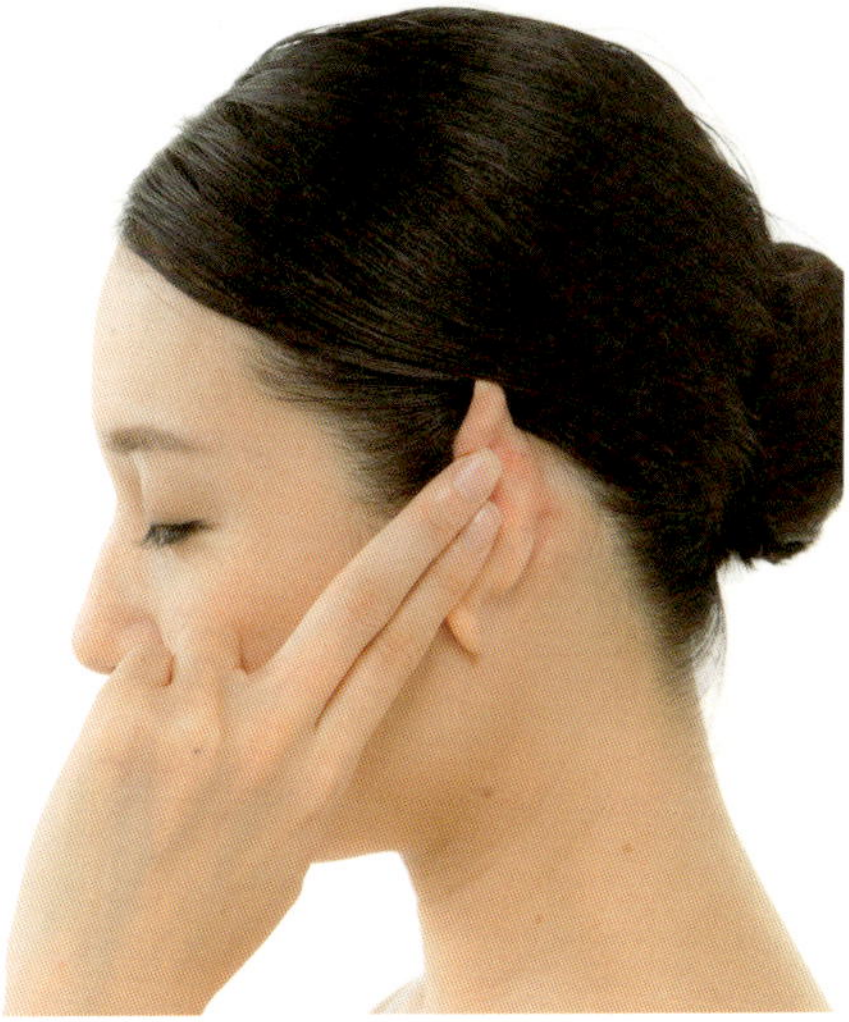

ぎょうざ
耳の後ろに指を当て、
根元から前に倒す。

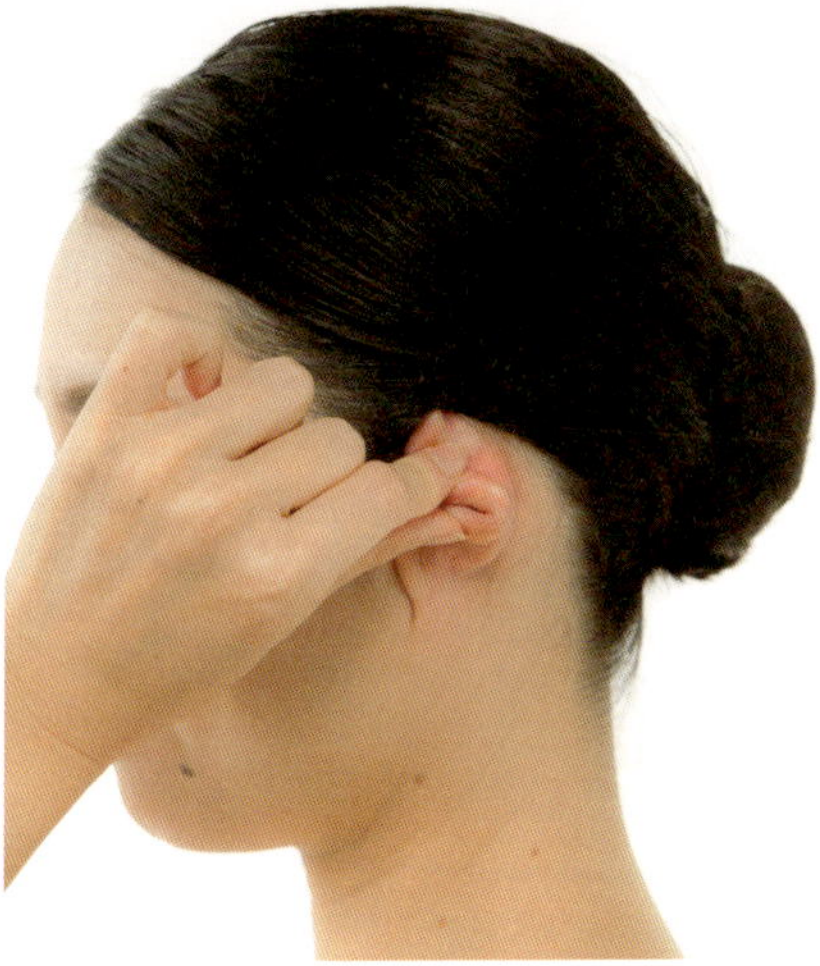

しゅうまい
耳の上の部分と耳たぶ
がつくように、耳を上
下から折る。

「耳マッサージ」

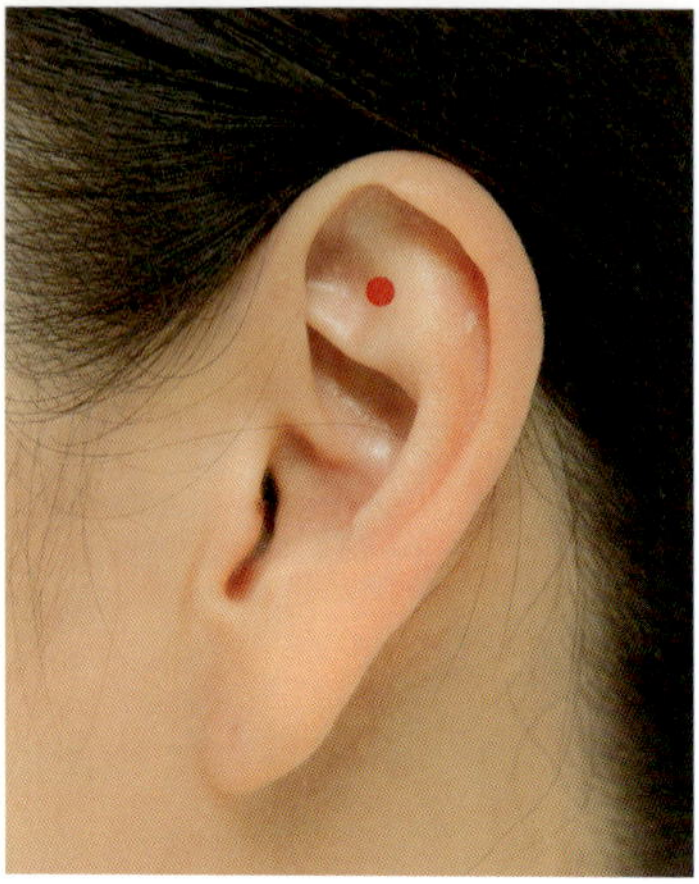

耳神門《みみしんもん》

耳上部にあるツボ。イライラの解消、気持ちを落ち着かせる効果がある。

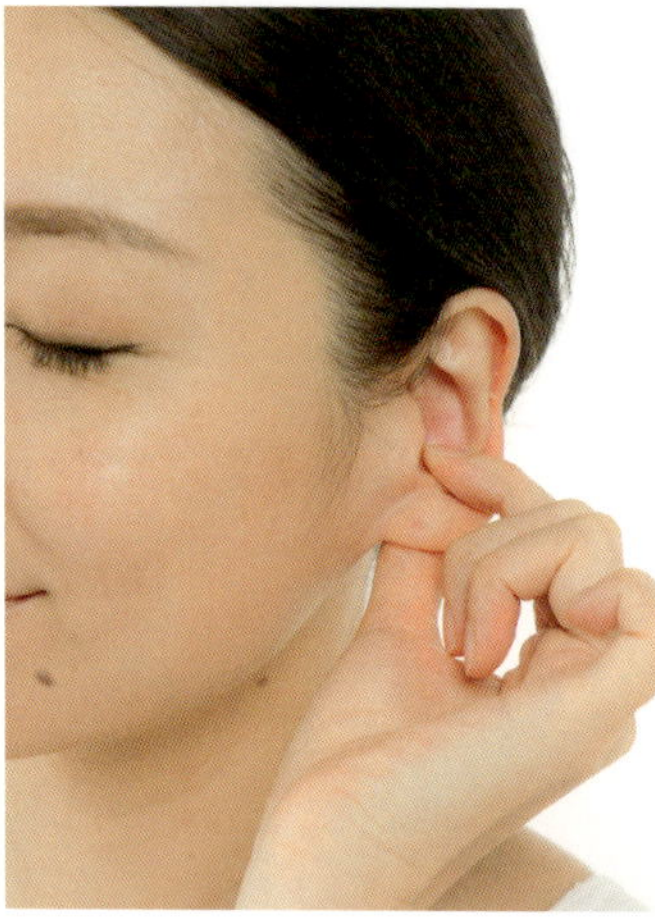

1

耳たぶをつまみ、下から上に少しずつ位置をずらしながら引っぱっていく。耳の穴を開くようなつもりで。

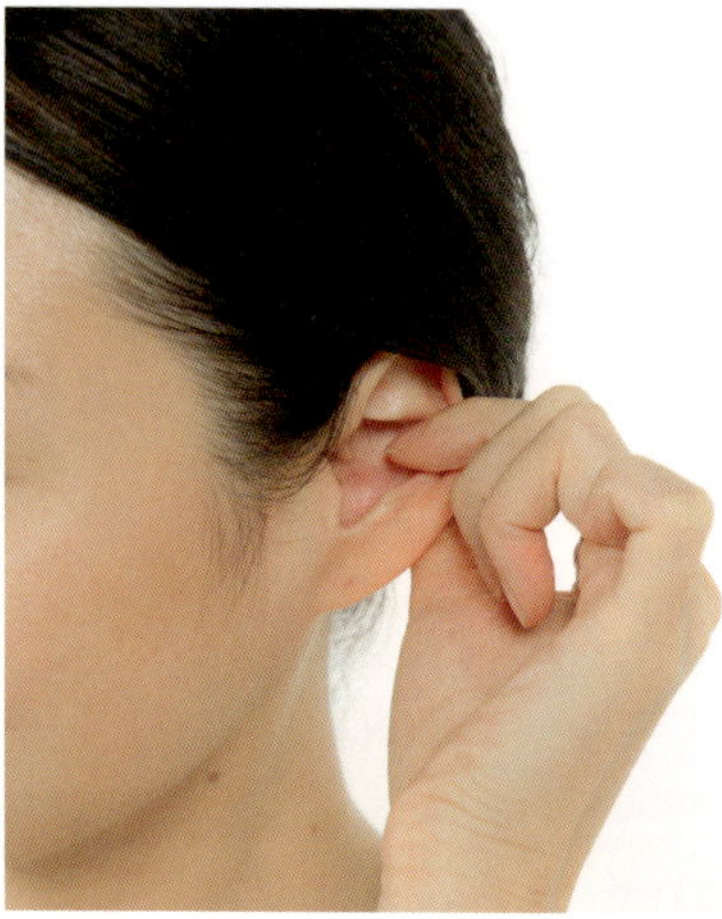

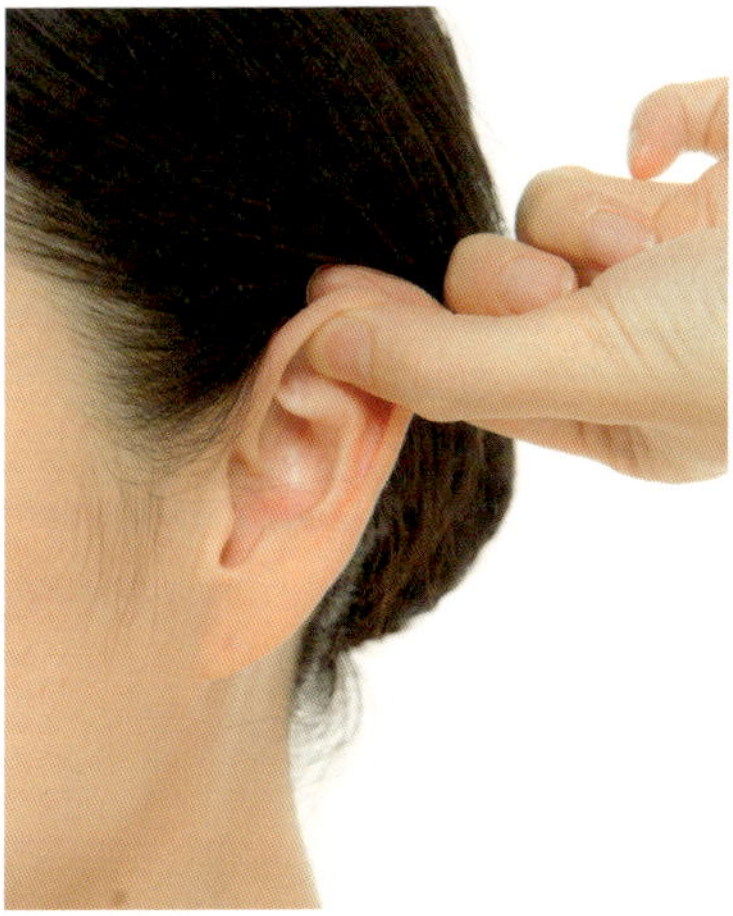

2
耳たぶを上まで引っぱったら、耳神門を親指と人さし指ではさむようにして指圧する。

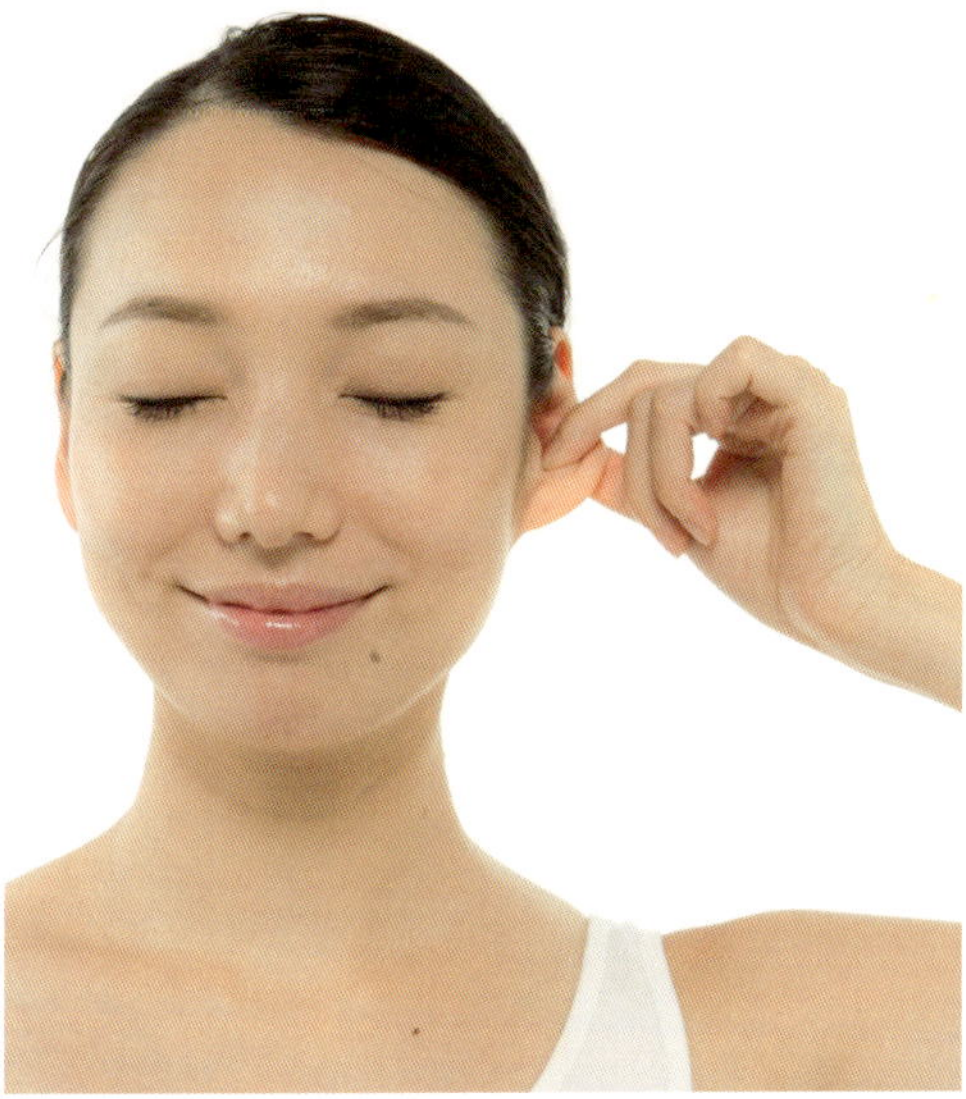

3
最後に、耳の穴近くに指を入れて後ろにぐっと引っぱる。耳の通りもよくなる。

頭をすっきりさせる

「胸鎖乳突筋つまみ＆首体操」

首がこっていると、脳に血がまわりません。血がいかないことで、頭がすっきりせず、考えもネガティブになります。うつは、首のこりから始まります。

胸《きょう》鎖《さ》乳突筋《にゅうとつきん》は、首の動きをつかさどっている板状の筋肉です。近くには頸動脈が通っていて、胸鎖乳突筋がかたくなると血のめぐりが悪くなります。首にぺたんとついているこの筋をつまんで、首から頭への血のめぐりをよくしましょう。首のこりもとれ、目もすっきりします。胸鎖乳突筋の周囲にはツボも何カ所かあるので、マッサージがツボの刺激にもなります。

首体操は、首を前後左右に傾け、回して、経絡を伸ばす本当に簡単なストレッチです。傾けづらい方向があったら、逆側の楽に傾く方向に1分ほど傾けておきましょう。筋肉がゆるんで反対方向にも傾くようになるはずです。伸ばすと痛いほうに重点をおいて行ってしまいそうですが、無理に倒そうとすると、痛みの刺激でかえって筋肉が収縮してしまいます。無理は禁物です。

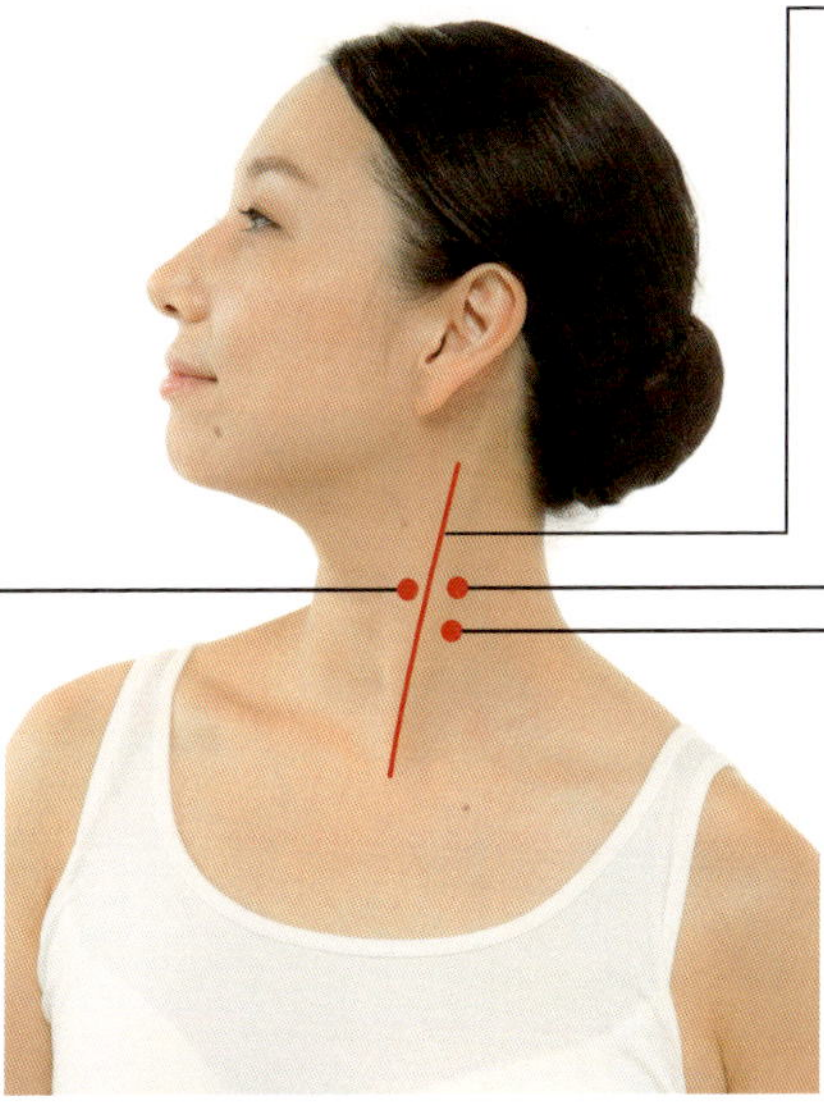
胸鎖乳突筋
首のツボを自分で見つけるのは難しいが、胸鎖乳突筋をつまめば一度に刺激できる。
扶突《ふとつ》
せきやのどの痛みに有効。
天窓《てんそう》
耳鳴りなどに有効。
天鼎《てんてい》
のどの痛みやストレスなどに有効。

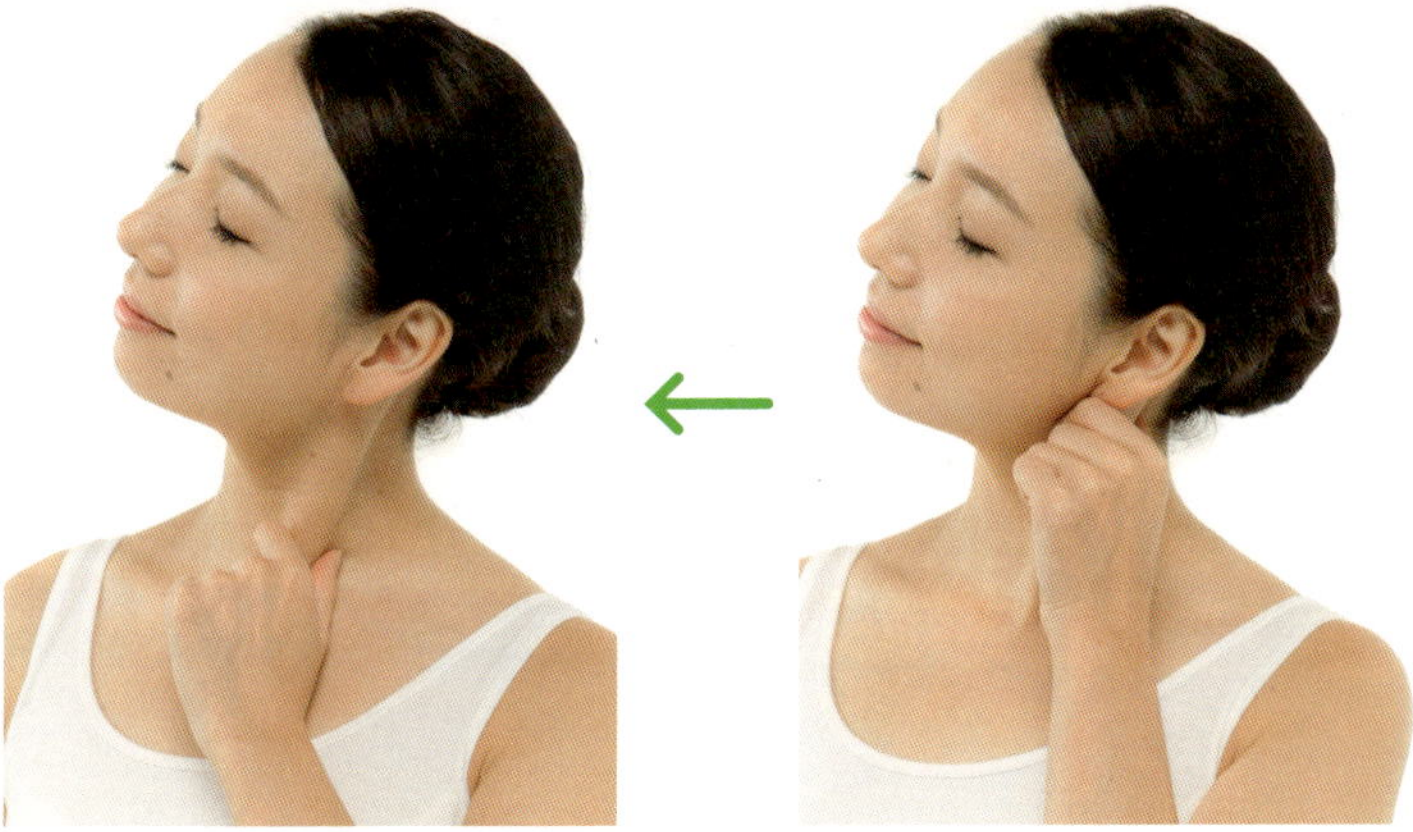

胸鎖乳突筋つまみ

胸鎖乳突筋をつまんで引きはがすように上から順に引っぱっていく。つまみにくい人は、写真のように首を傾け、傾けた側の手でつまむようにすると、つまみやすい。

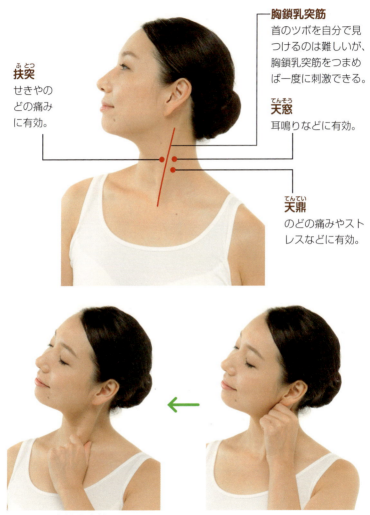

「首体操」

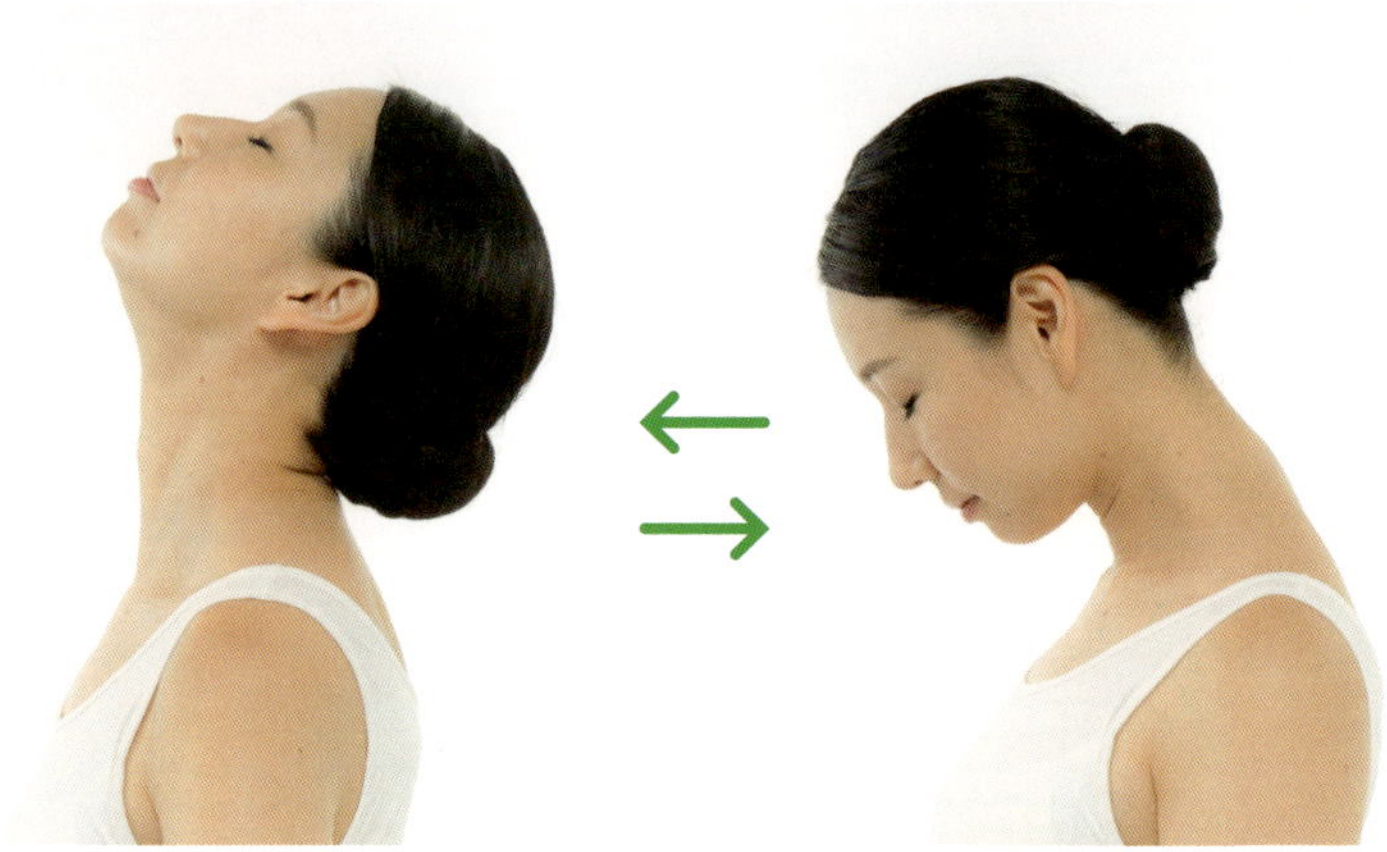

1

首を前後に倒し、首の後ろを走っている膀胱経を伸ばす。

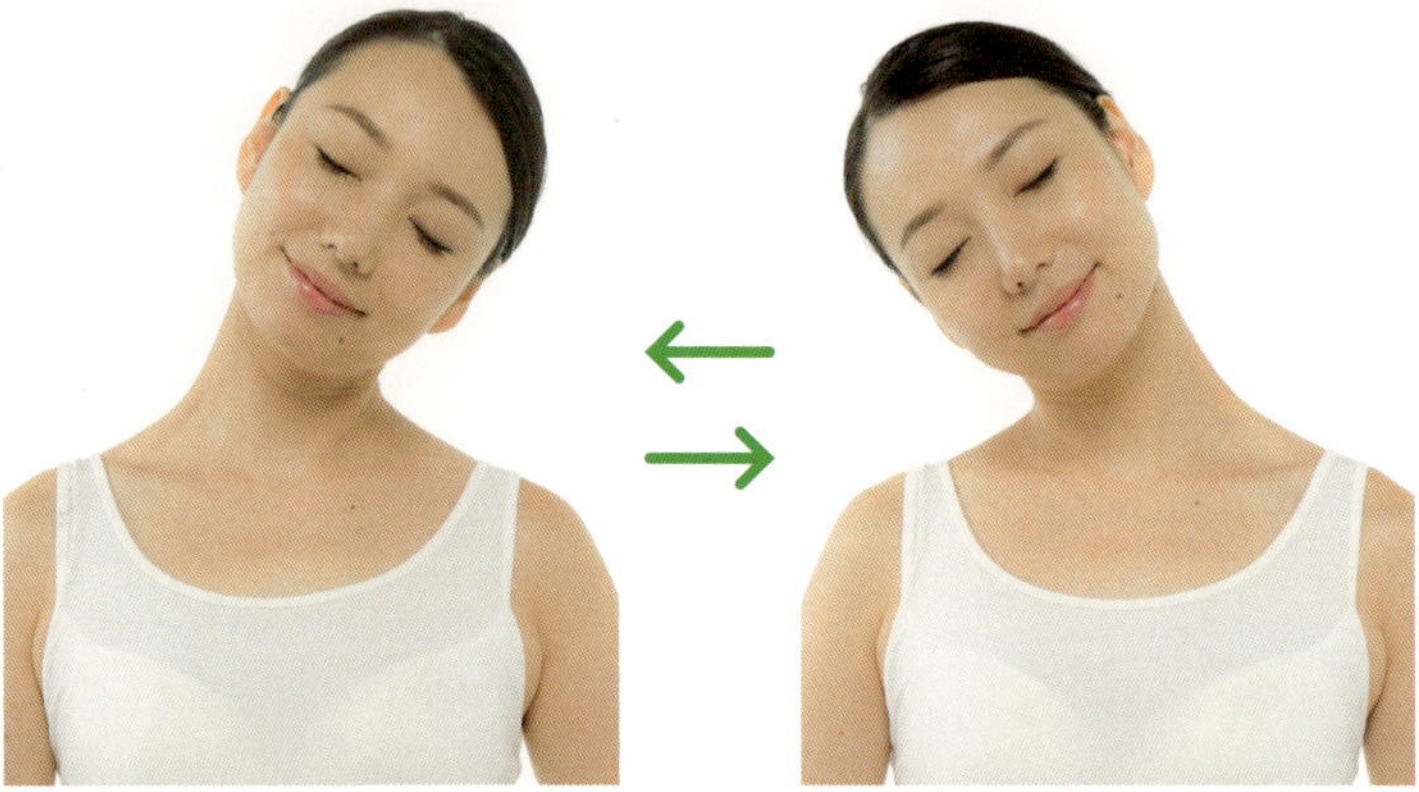

2

首を左右に倒し、首の横を走っている大腸経、小腸経、三焦経を伸ばす。

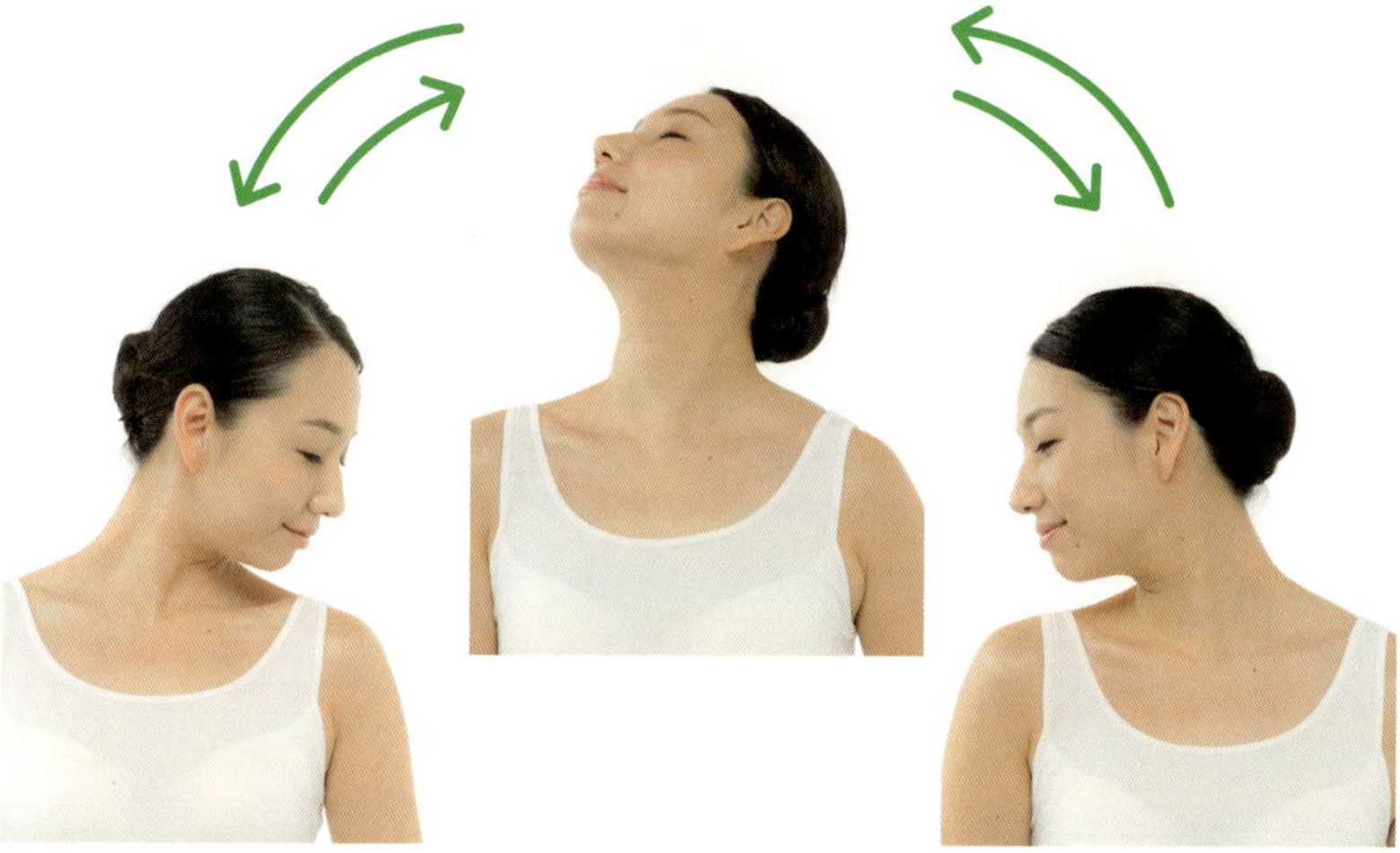

3

最後に首をゆっくりと回す。右回り、
左回り同じように。

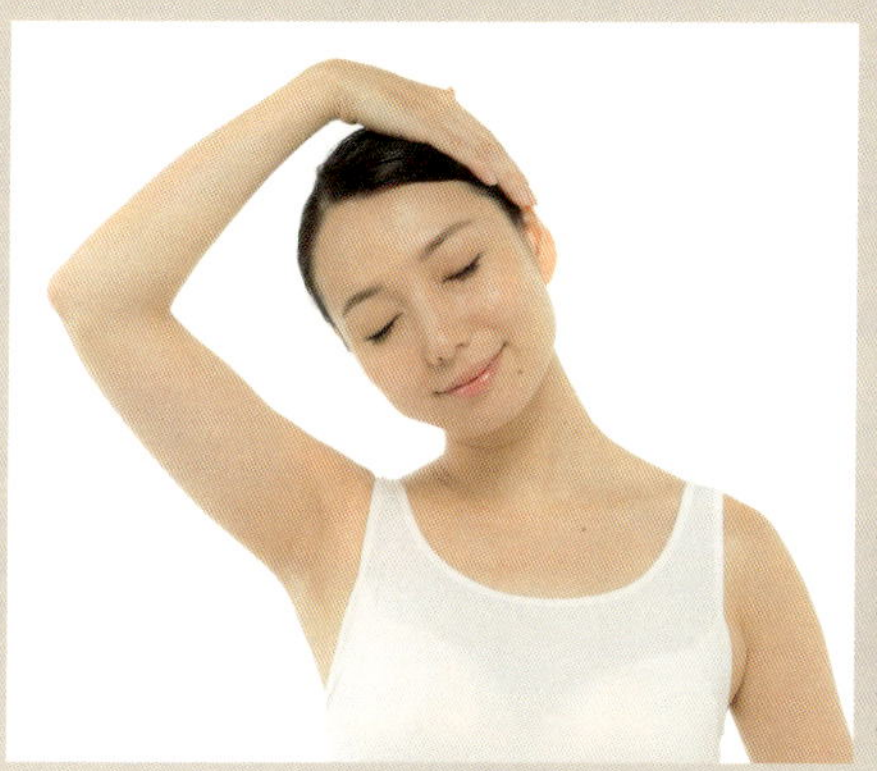

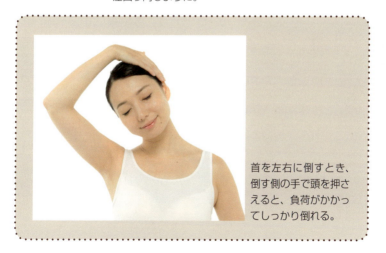

首を左右に倒すとき、倒す側の手で頭を押さえると、負荷がかかってしっかり倒れる。

気をととのえ よいアイディアを生み出す

「頭マッサージ」

頭をマッサージし、気をととのえてストレスを解消しましょう。午後、眠くなる時間帯や会議前にすると、頭がすっきりします。前から後ろに髪をかき上げるだけでも違います。

指に力が入りづらい人は、指で頭を押さえておいて、頭のほうを動かします。このとき、頭を早く動かすと気持ちが悪くなるので、息を吐きながらゆっくりと動かしましょう。重要なのは方向で、長く行う必要はありません。気持ちがいいからと5分も続けると翌日、頭痛を訴える人がいます。1分程度がベストです。

マッサージは基本、指の腹で行います。しかし、頭に血がのぼり、イライラした気分のときには、少し爪を立てるようにして行ってもよいでしょう。これは東洋医学でいう「瀉法《しゃほう》」で、余分な熱や悪い気をとる方法です。少しチクッと感じるくらいに爪を立てます。頭から熱が抜け、イライラが落ち着きます。

ふだんからシャンプー時に、頭皮をゆっくりもみ込んでいると、頭がかたくなるのを防げます。頭皮のやわらかさは、そのまま柔軟な発想につながります。

1　前頭部をマッサージ

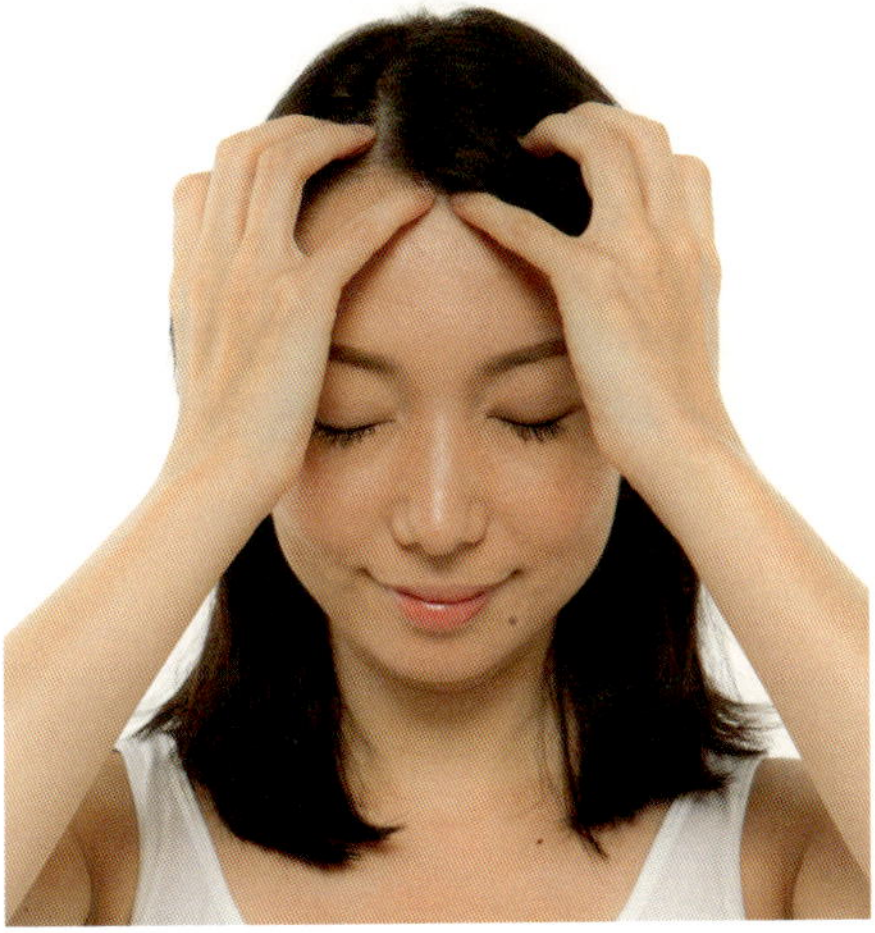

手のひらで手ぐしの形を作り、髪の生えぎわに指先を置く。小指が中心、人さし指が額の端、親指がこめかみにくるように。そのまま軽く押さえて、前後に頭皮を動かしながら後頭部に向かって少しずつ進んでいく。

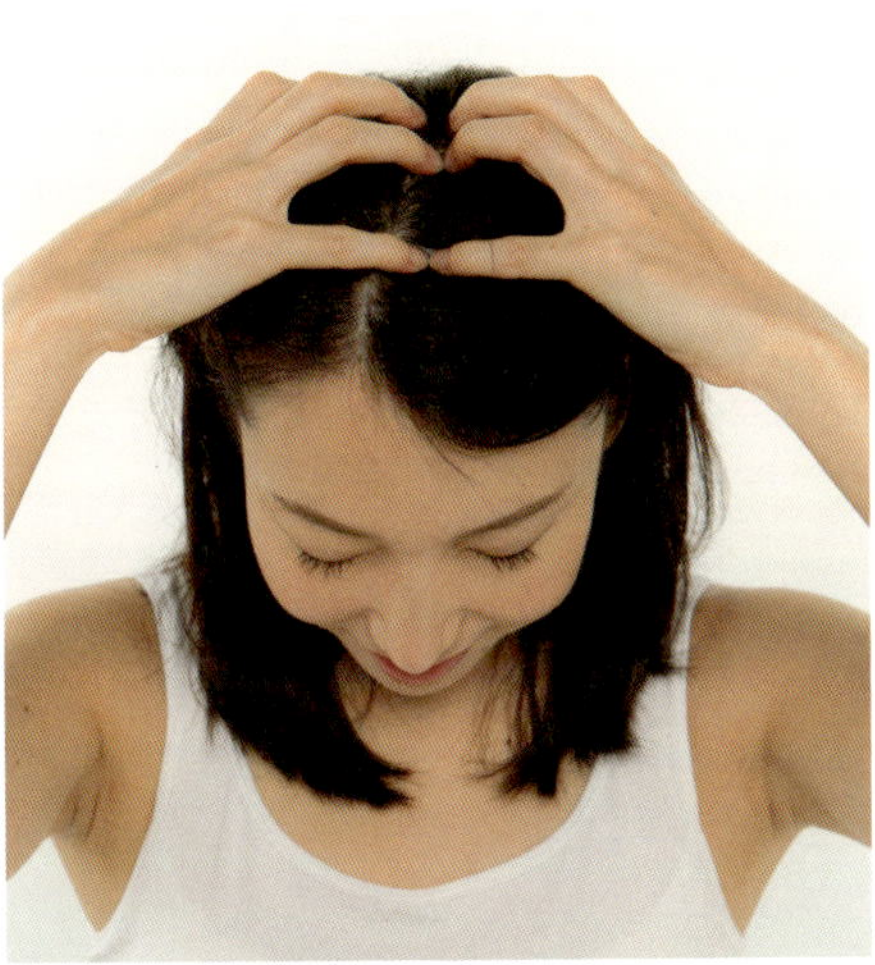

左右の小指は正中線（中心）に沿って進み、中指が頭頂部の百会《ひゃくえ》（64ページ参照）のあたりにくるまでマッサージしていく。3回くり返す。

2　側頭部をマッサージ

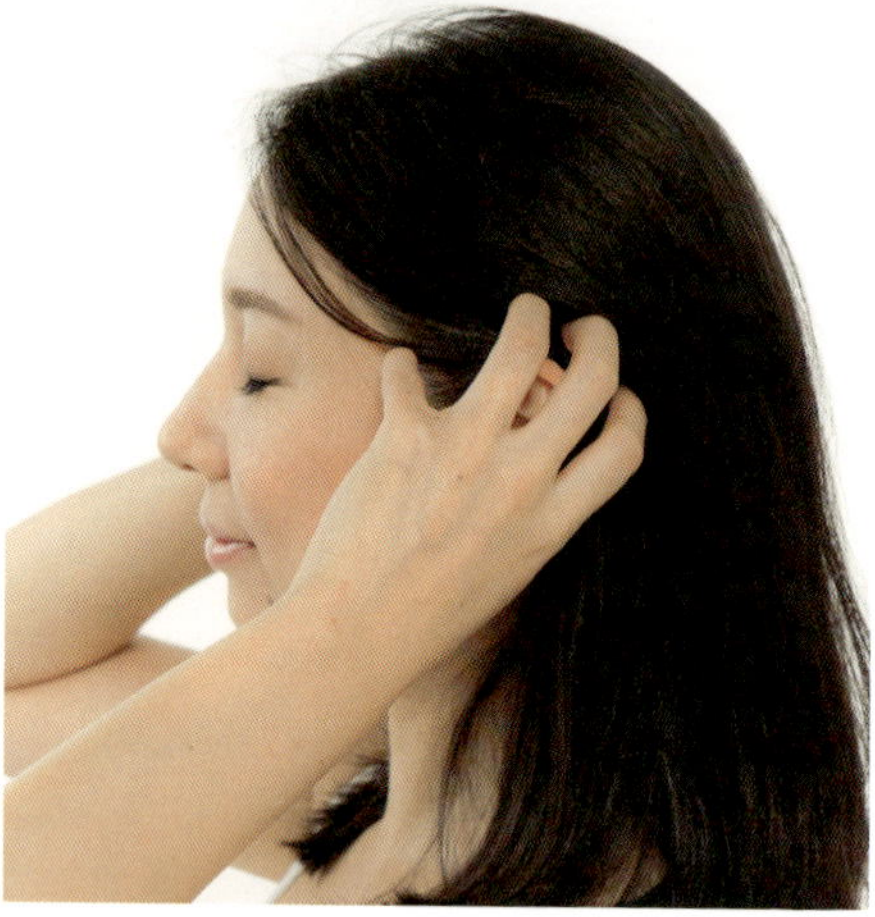

手のひらで手ぐしの形を作り、耳の上に当てる。小指がこめかみ、中指が耳の上にくるように。そのまま**1**と同じように頭皮を動かしながら少しずつ頭頂部に進んでいく。

↓

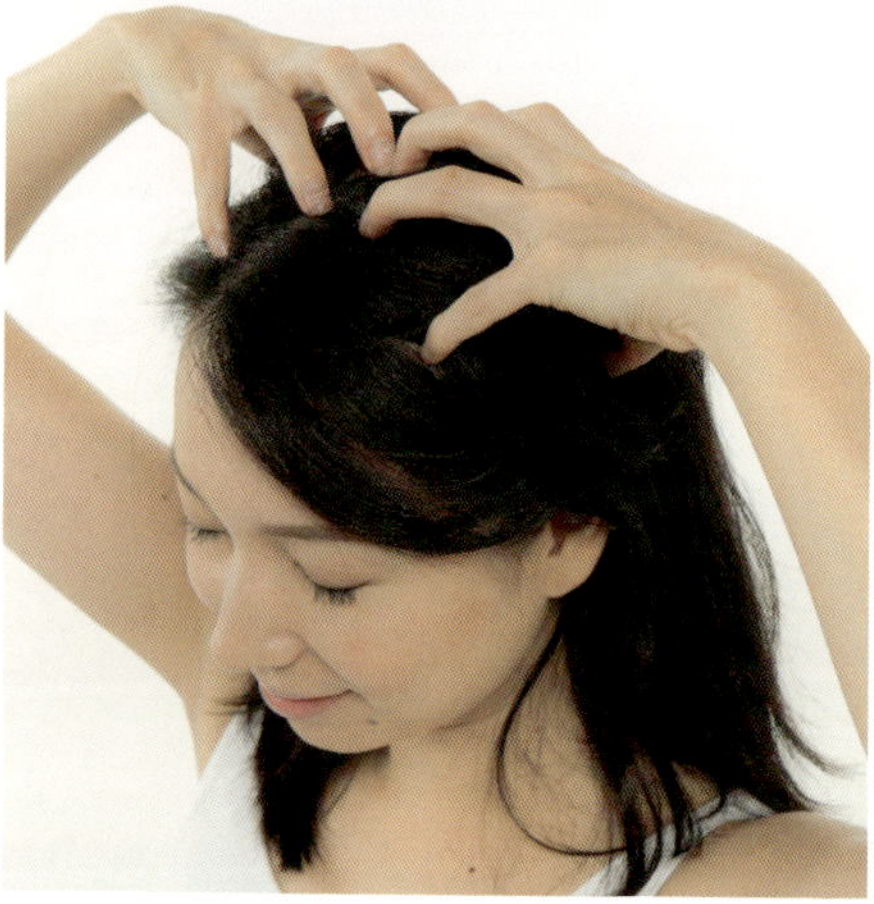

中指が百会のあたりにくるまで進む。3回くり返す。

3　後頭部をマッサージ

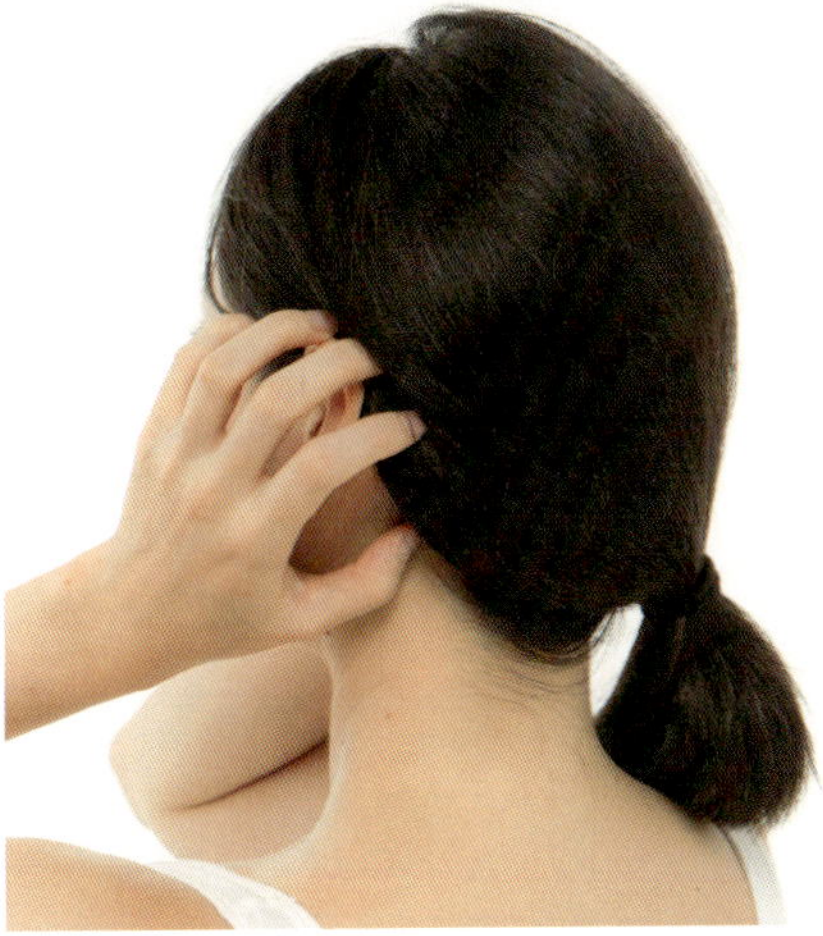

手のひらで手ぐしの形を作ったら、親指を首のつけ根に置き、手で耳をおおうようにして後頭部に指を置く。そのまま**1**、**2**と同じように頭皮を動かしながら、親指を支点にして中心に向かって進んでいく。

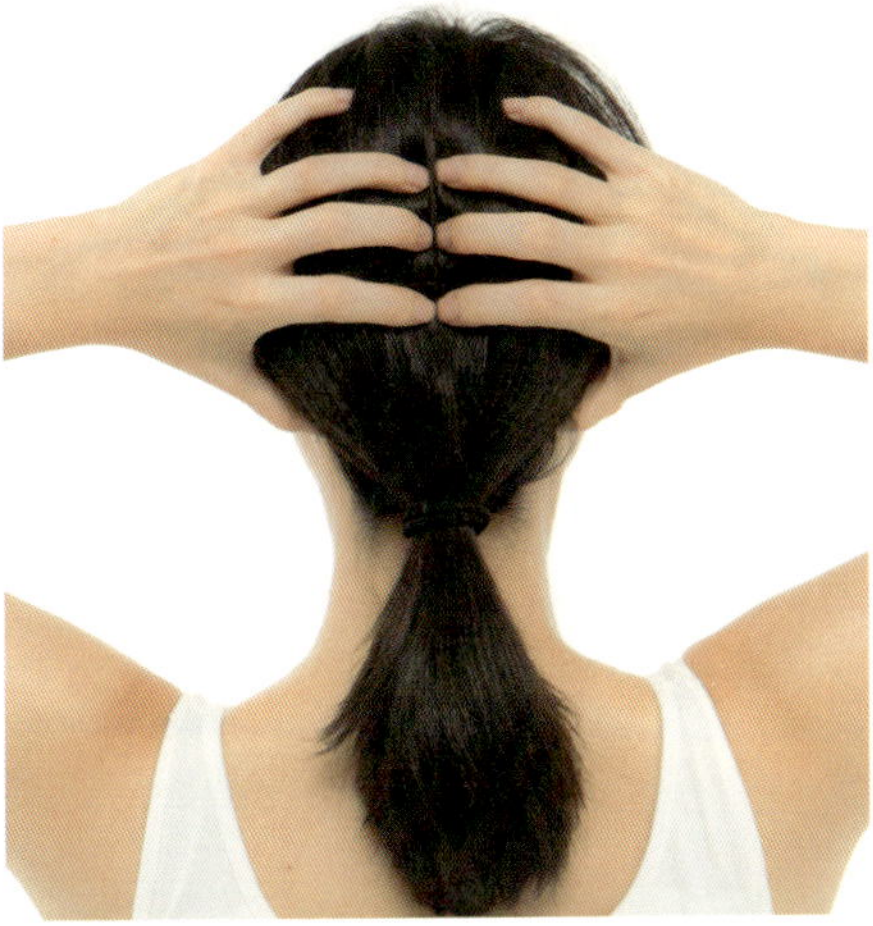

左右の指が中心までくるよう進む。3回くり返す。

ここだけは押さえておきたい！ 12のツボ

「ツボを押すと気持ちがいい」、これは多くの人が経験していることでしょう。ツボは、体の中を流れる気《き》・血《けつ》の通り道である「経絡」の上にあり、東洋医学では「経穴《けいけつ》」と呼ばれます。気の通り道であるツボを刺激すると、経絡の気や血、水の流れがよくなります。気・血・水の流れがよくなると、肝・心・脾《ひ》・肺・腎の働きがよくなるので、治療や養生法としてツボ押しが行われます。実際、ツボの効果はＷＨＯ（世界保健機関）でも認められ、３６１個のツボが認定されています。

手足のツボは、ちょうど自分でさわれるところなので、これをセルフケアで利用しない手はありません。ツボ押しを生活にとり入れることで、心身の疲労が深くなる前に自ら体を調整することができるのです。

ツボ刺激は、じんわり効いてきます。１日後、２日後に効いて、気づいたら症状が消えていたということもめずらしくありません。いつと決めず、気がついたときに押すとよいでしょう。ツボを押してから寝ると、寝ている間に気をめぐらせることができます。その日に起きることに合わせて、押すツボをかえるのもよい方法です。

［ツボの押し方］

ツボは、強く押したほうが効果的だと思いがちです。しかし、ギューギュー押せばよいというものではありません。強くもむと、筋肉の組織を破壊したり、もみ返しのような症状が出たりすることもあります。強く押していると、強く押されることに慣れて感じなくなることもあるので、ツボ押しは、「気持ちいい」くらいを目安にしましょう。

●押した肌に指が半分隠れるくらいの軽い力で押します。

メンタルが弱っている人がツボを強く押されると、だるくなってしまうことがあります。

●呼吸に合わせて押すことが大事。「息を吐きながら5秒押し、息を吸いながら5秒力を抜く」を3セットが目安。

陰陽では、奇数が陽の数、偶数が陰の数とされています。具合の悪い人には陽の気を入れたほうがよいので、陽の数である奇数で押さえます。7秒では少し長いので5秒が基本ですが、少し短めの3秒でもよいでしょう。

●左右にあるツボは両方同じように刺激します。

肩こりなど部分的なものは片方でもよいのですが、内臓など体の中の調子をととのえたいときは、左右両方でワンセットと考えて、バランスよく押しましょう。

「活力をキープする」

日々気づいたときに押したい、
免疫力と体力を高める万能のツボ

太淵【たいえん】

どんな状態にも、どんな疾患にも効果があるツボ。肺の経絡が始まる点にあるツボで、肺の気をめぐらせ呼吸を楽にします。

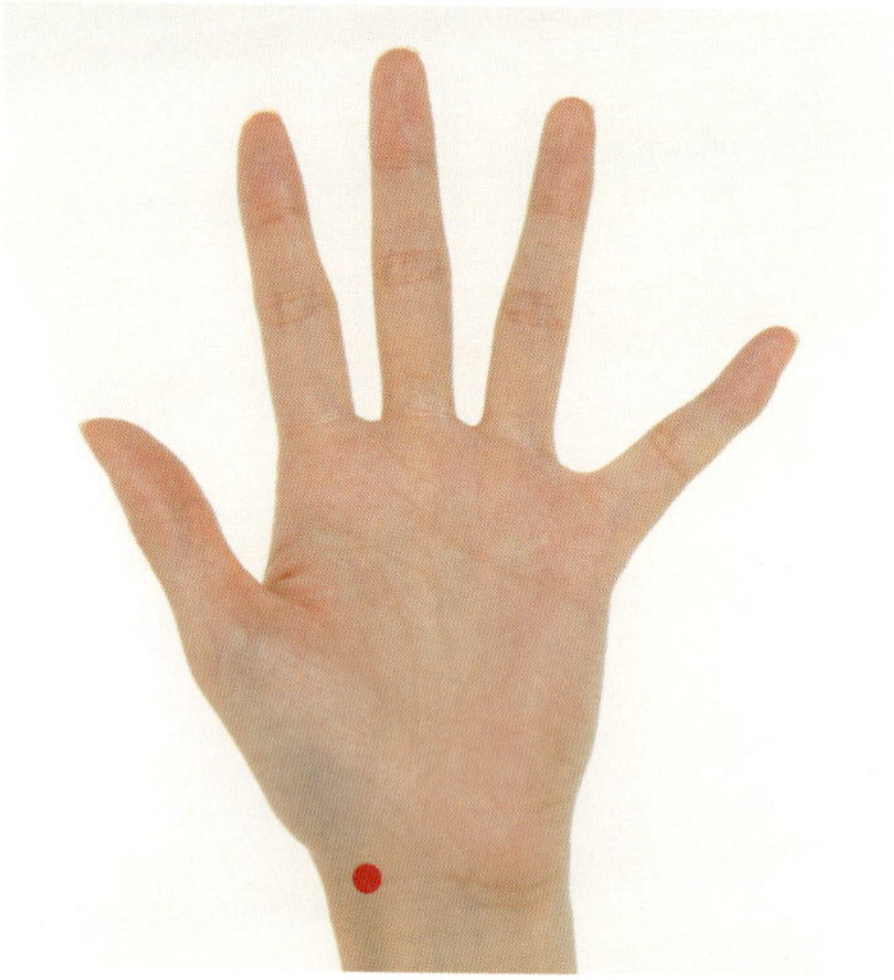

位置

手首の内側、親指のつけ根のへこみの、脈をとるときにふれるところにある、ふれるとドクドクと脈打つ場所。左右対称なので、反対の手の同じ位置にもある。

ポイント

元気がなくなってくると、呼吸が浅くなってくる。よい空気を深く吸えるように、呼吸器系の働きをよくする太淵を刺激する。
太淵は「水の淵」という意味で、肺の経絡の起点にある重要なツボ。このように、"水"に関係する名前がついているツボは、重要なツボが多い。

太渓【たいけい】

活力を養い、体の土台をつくるツボ。疲労回復、疲労の予防、むくみ防止、体力アップに効果があります。腎の力を強めるため、太渓を押してから腎兪《じんゆ》（56ページ参照）を刺激すると、基礎エネルギーを上げることができます。

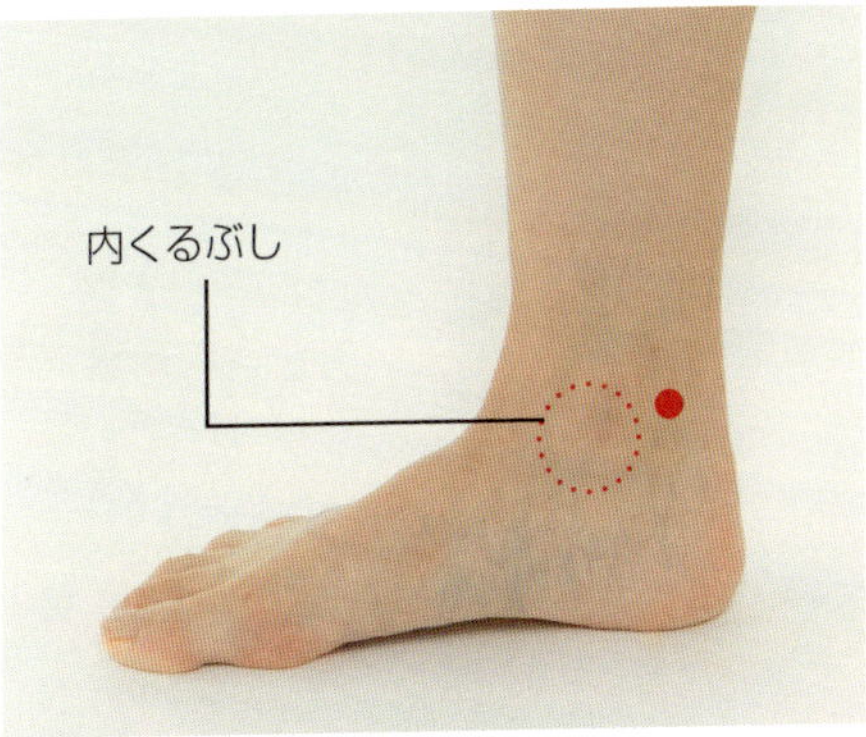

位置

足に栄養を運ぶ脛骨《けいこつ》動脈の上にあるツボ。内くるぶしの高いところと、アキレス腱の間の、少しくぼんでいるところにある。

ポイント

水がストックできるというツボ。水は冷えると固まり、それがむくみとしてあらわれるので、女性はとくに、ここを冷やさないように注意。

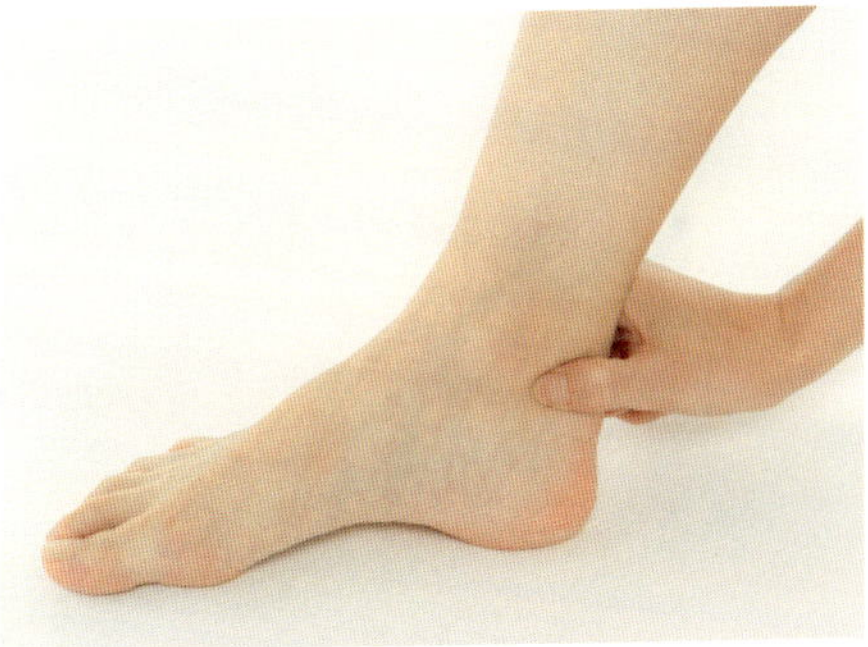

アキレス腱をつまむような感じで押す。

「きょうは一日忙しくて疲れた～」

疲れをとり、明日に疲れを残さない

腎兪【じんゆ】

腎の機能を高め、エネルギーが最大限に出せるようになるツボ。腎がしっかりすると、日々目標に向かって進んでいく力がわいてきます。腰痛の緩和にも効果大。

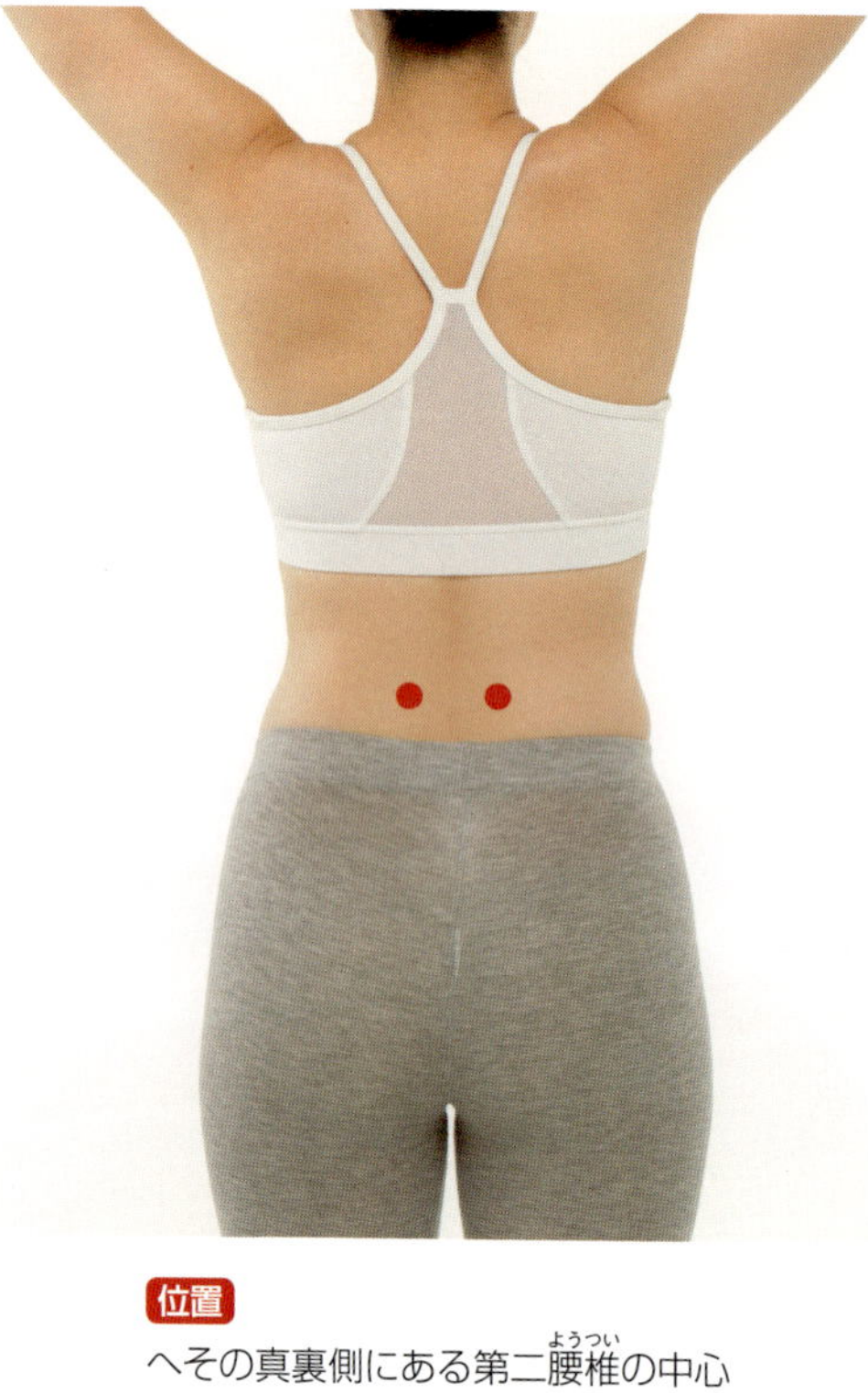

位置

へその真裏側にある第二腰椎《ようつい》の中心から、外側に指2本分の位置。腰に手を当て親指が届くところ。

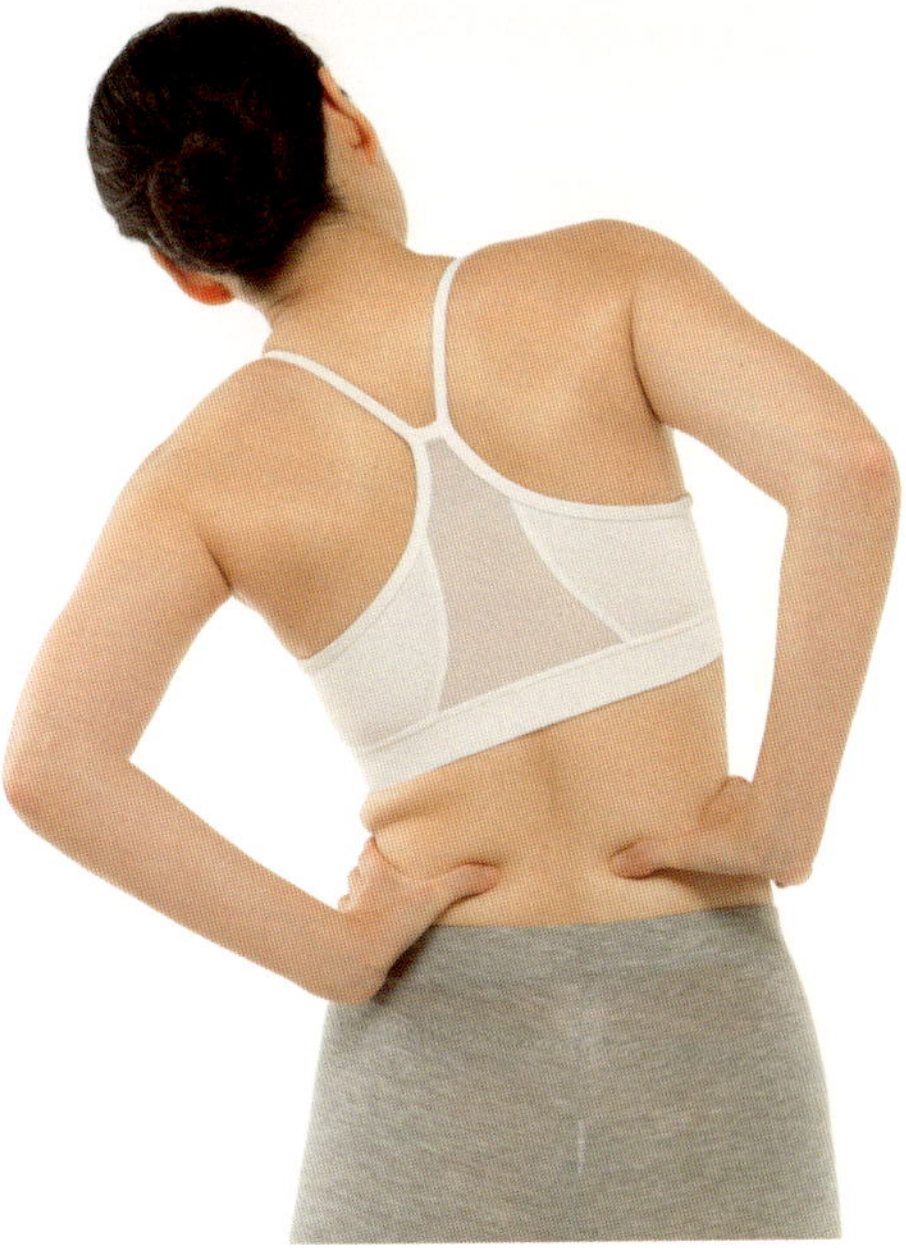

腎兪を押さえて体を
左右に曲げる。

ポイント

腰に両手を当て、押さえながら体を左右に曲げると自然に押すことができる。腎を冷やすと、人生の目的を見失い、何をしていいのかわからなくなるため、腰は男女問わず冷やさないように注意する。
腎兪よりもさらに指２本分外側にある志室《ししつ》も腎兪と同じ効果があるツボ。“志室”は目的や目標など、志が詰まっている部屋という意味。志室を押すことで、目的に向かってがんばる力がわき、腎のパワーが高まる。

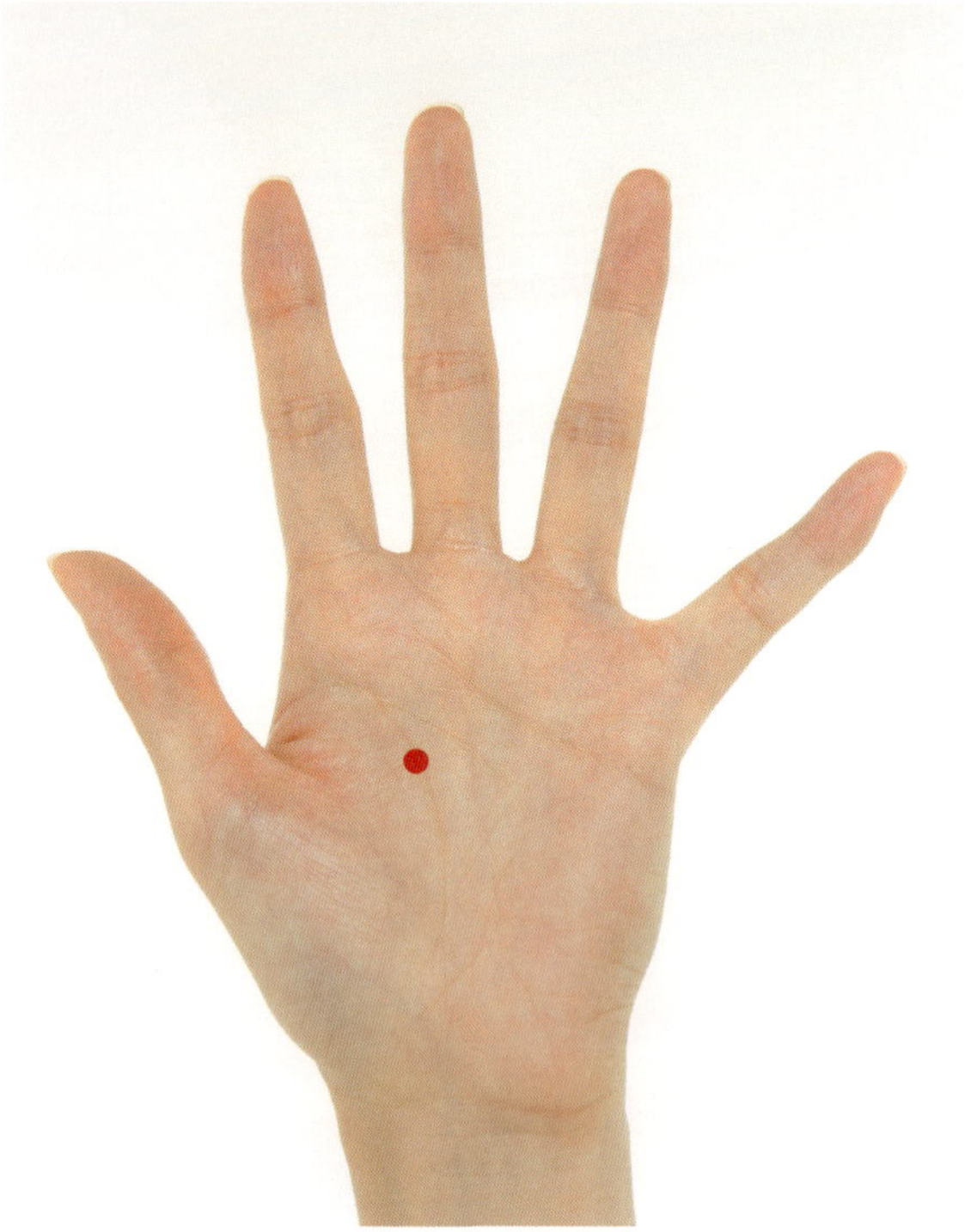

労宮【ろうきゅう】

手のひらの真ん中にある、ストレスをやわらげる癒やしのツボ。気・血のめぐりがよくなり、疲労回復やリラックス効果があります。

位置

手を握ったときに、人指し指と中指の先が手のひらに当たるところ。

ポイント

反対の手の親指で、気持ちいい程度に指圧する。押しやすい場所なので、疲れたなと思ったときにさっとひと押し。仕事中の眠け覚ましにも効果的。

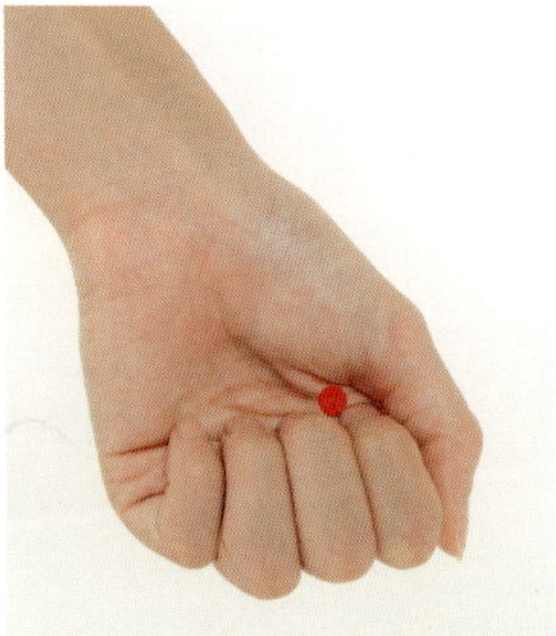

手を握ってみると、簡単に労宮を見つけることができる。

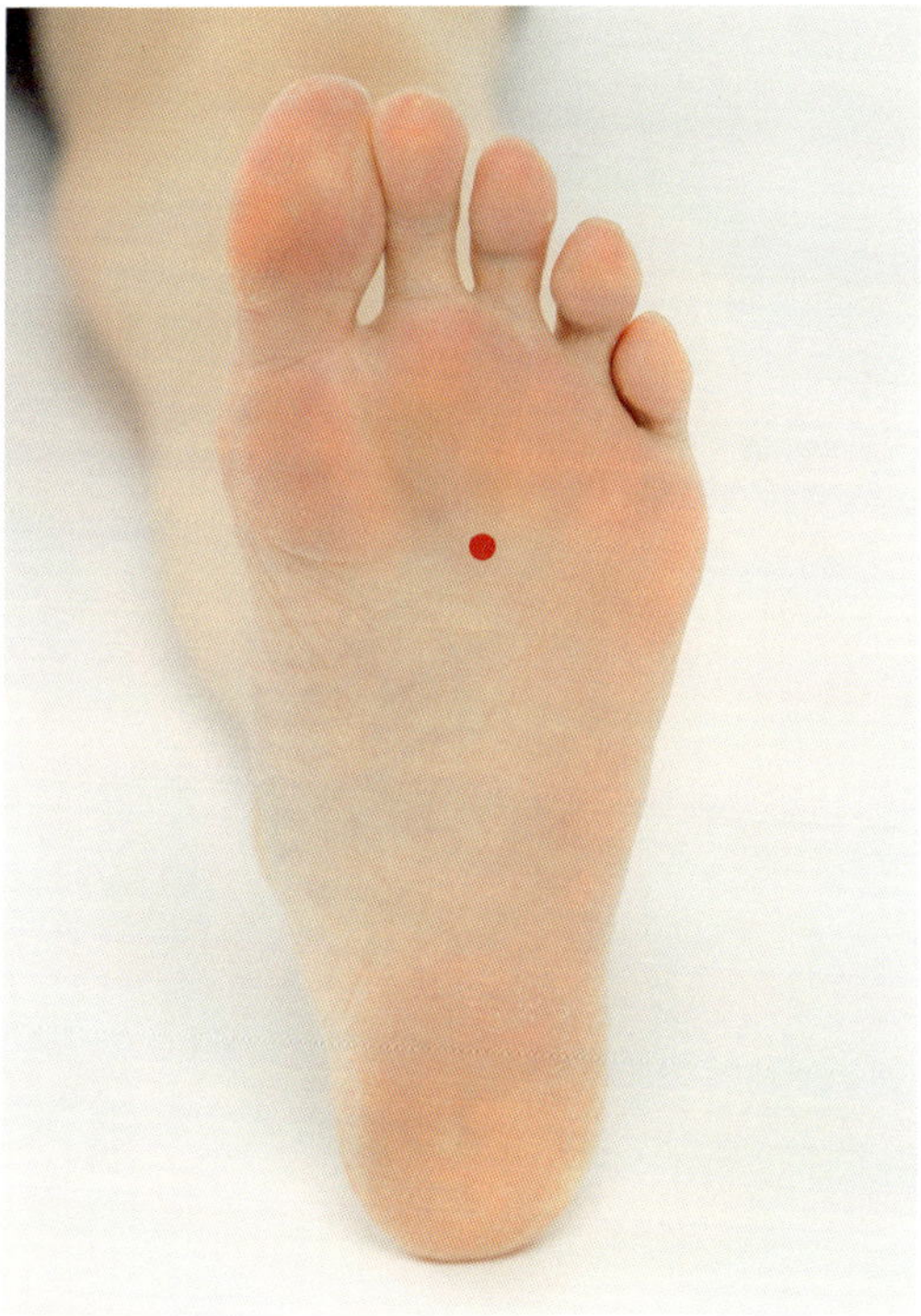

湧泉【ゆうせん】

足の裏の真ん中にある、「血」のめぐりをよくして、エネルギーが泉のごとくわき出てくるツボ。青竹踏みはこのツボを刺激するためのもので、疲れやむくみ改善効果もあります。

位置

土踏まずの少し上で、足の指を曲げたときにできるくぼみが湧泉のツボ。

ポイント

あぐらをかいて足の裏を上に向け、親指を重ねて、ややつま先の方向に向かってじっくり押す。ペンの頭を使って押してもよい。もみ込めばもみ込むほど効果的。寝る前に押したり温めたりすると、翌日に足の疲れがすっきりとれる。

「胃腸が弱っている…」

胃腸を休めて英気を養いたい

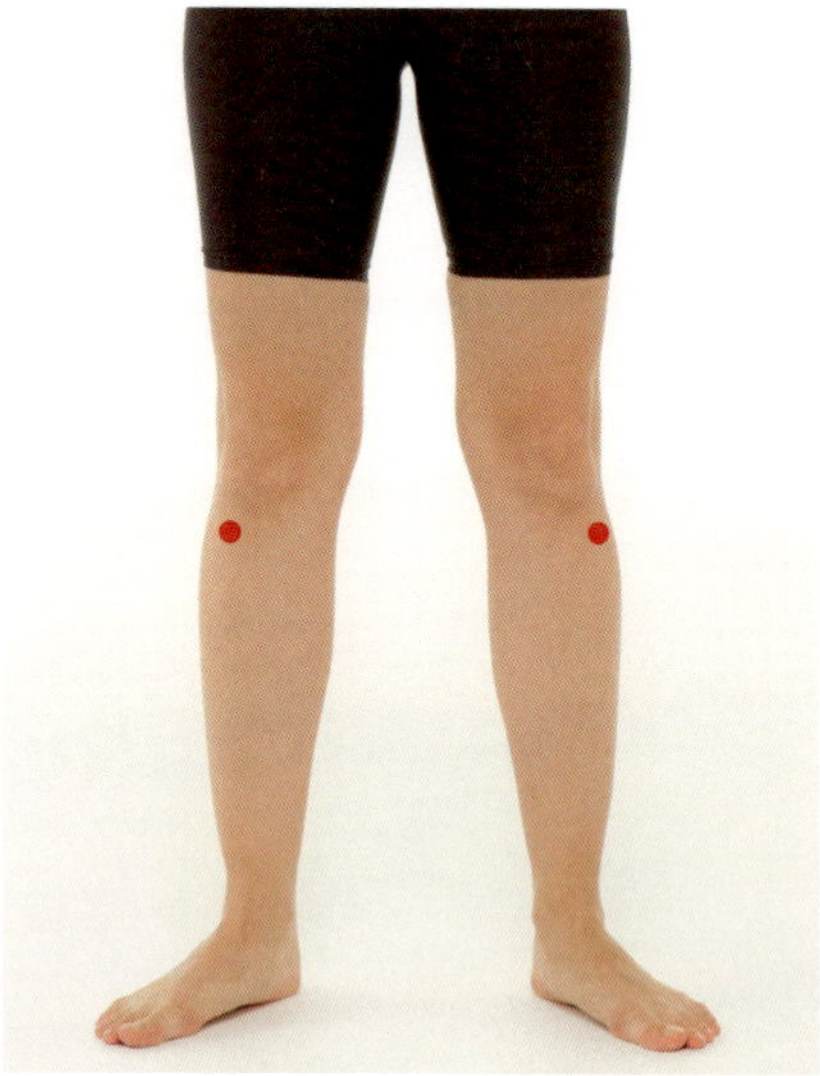

足三里【あしさんり】

さまざまな胃腸のトラブルに効果があり、食欲がわいてくるツボ。内臓全般の不調や、夏バテ、花粉症にも効果があります。

位置

向こうずねの外側で、膝下のくぼみから指４本下がったところにある、少しくぼんでいるところ。

ポイント

松尾芭蕉がここにお灸をすえて旅を続けたことで知られるように、足の疲れをとる効果もある。

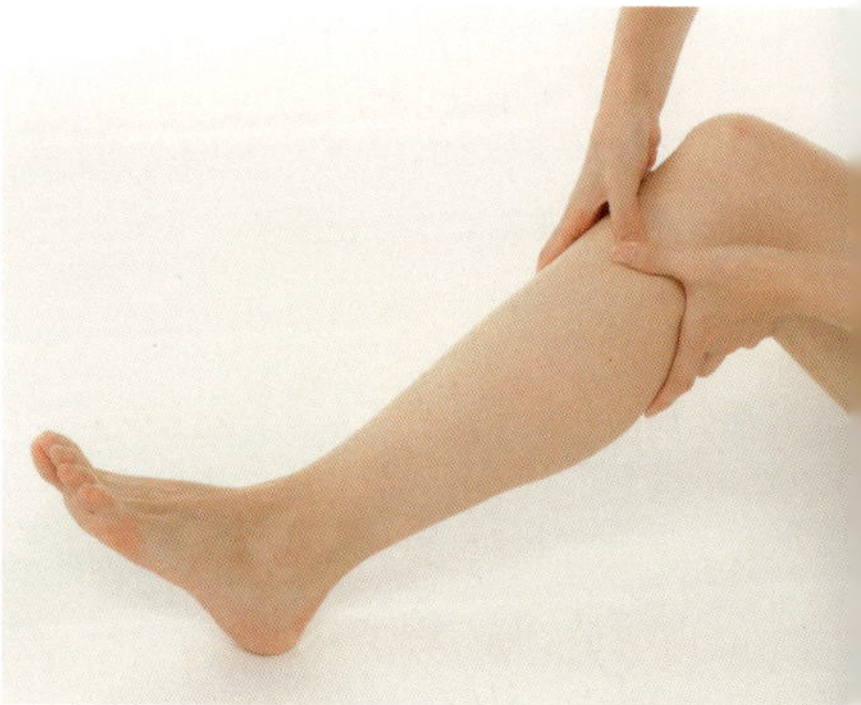

つま先を少し上げ、骨を外側から両手で押し込むイメージで。

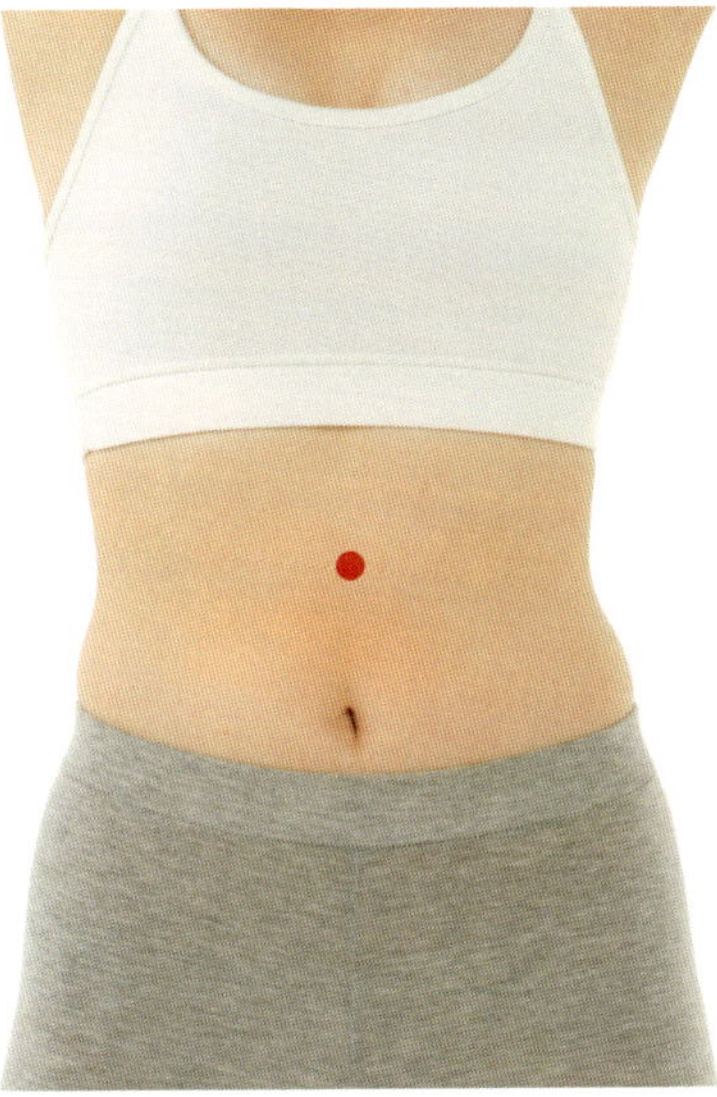

中脘【ちゅうかん】

「中」は真ん中、「脘」は胃袋の意味で、胃の真ん中にあるツボ。パワーの源であり、弱った胃腸を元気にしてくれます。

位置

みぞおちとおへそを結ぶ線の真ん中あたりに位置する。

ポイント

あおむけになって手を置き、カエルのようにおなかを思いきり膨らませるように息を吸い、背中にくっつくぐらい息を吐く。このように、大きく腹式呼吸をするだけでも効果がある。胃が弱い人は、中脘を押しながら呼吸すると、おなかに息がたまって、それが指圧効果になり、消化器の調子をよくすることができる。

息を吐きながら、ゆっくりと押す。

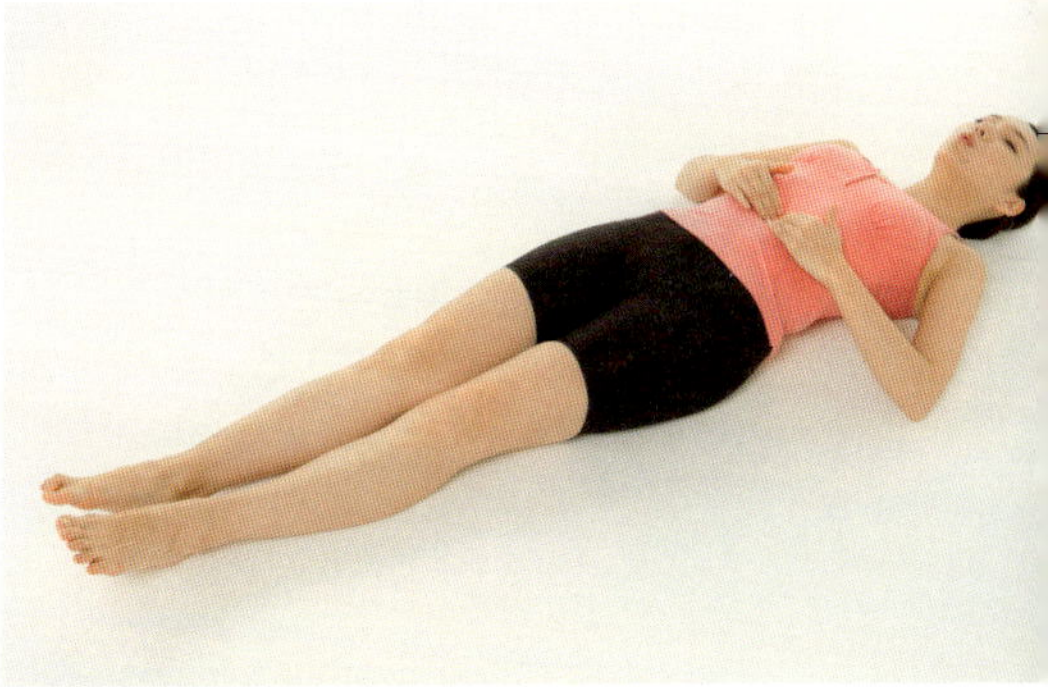

「リラックスして万全でのぞみたい！」

緊張するイベントがある、そんな朝に

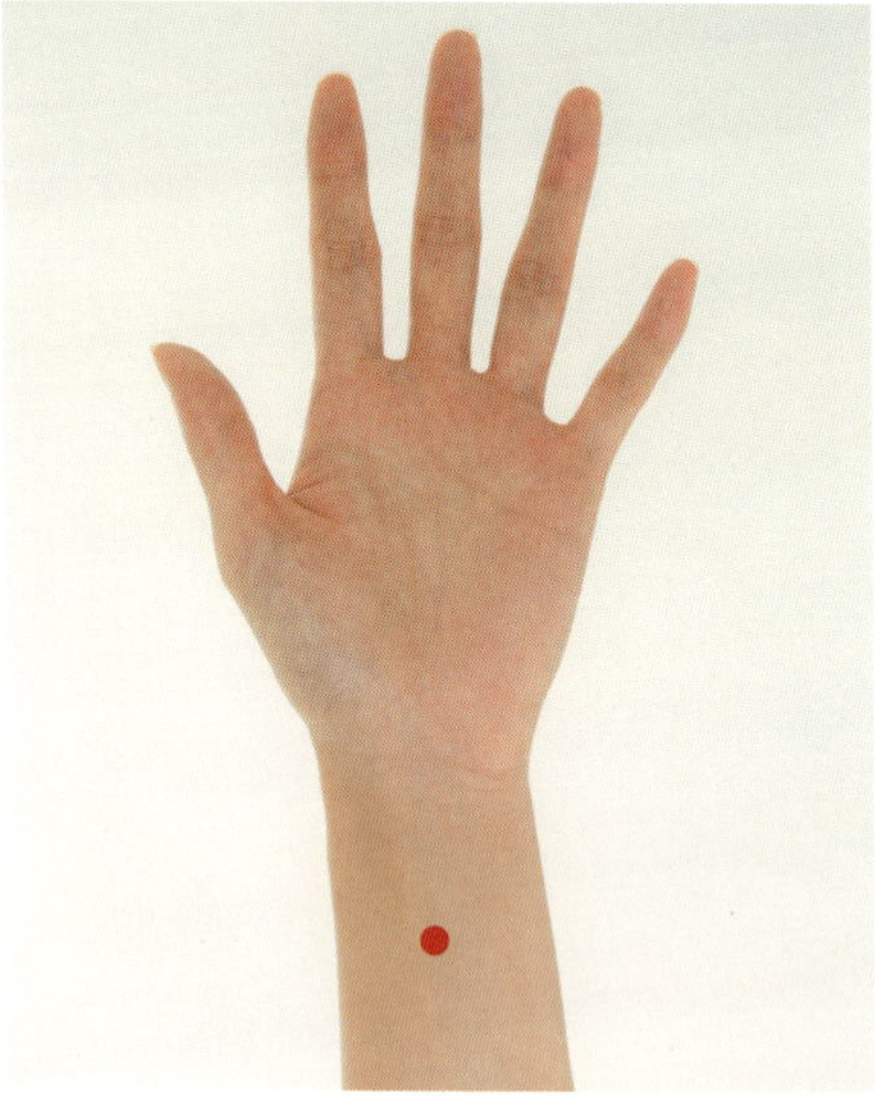

内関【ないかん】

手首の内側の真ん中のライン上にある、心包の経絡が通っているツボ。自律神経をととのえ、緊張を抑える効果があります。胃腸の働きを助けて、食欲もアップさせます。

位置

手首のしわから指３本分ひじ側で、２本通っている筋の間。

ポイント

少し手首をそらして、親指で押す。ストレスによって不安定になっている心身を落ち着かせる効果があるので、会議前のあせりや、冷や汗がじわっと出てきたとき、緊張による震えがあるときに、内関を押さえるとよい。

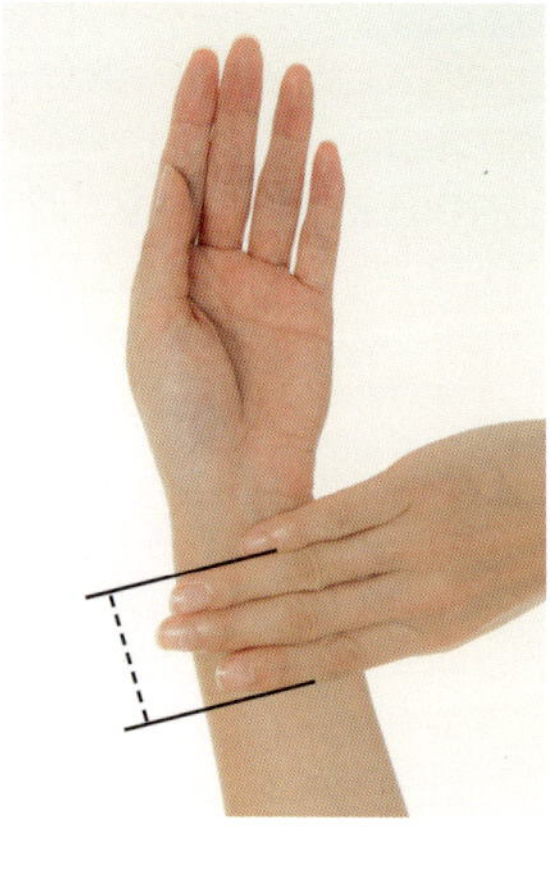

手首のしわから指３本分の筋の間。さするだけでも気持ちを落ち着かせることができる。

「なんだか背筋がぞわぞわする…」
かぜの前兆？　本格的に体調をくずす前に

大椎【だいつい】

かぜをひきそうだなと感じたら、大椎を温めて早めの手当てを。近くにある、風の邪気が入る風門《ふうもん》もいっしょに温めましょう。

身柱【しんちゅう】

体を支えるという意味の身柱は、体が温まり、落ち着き、よく眠れるツボ。子どもの疳《かん》の虫に効くツボとしても知られています。

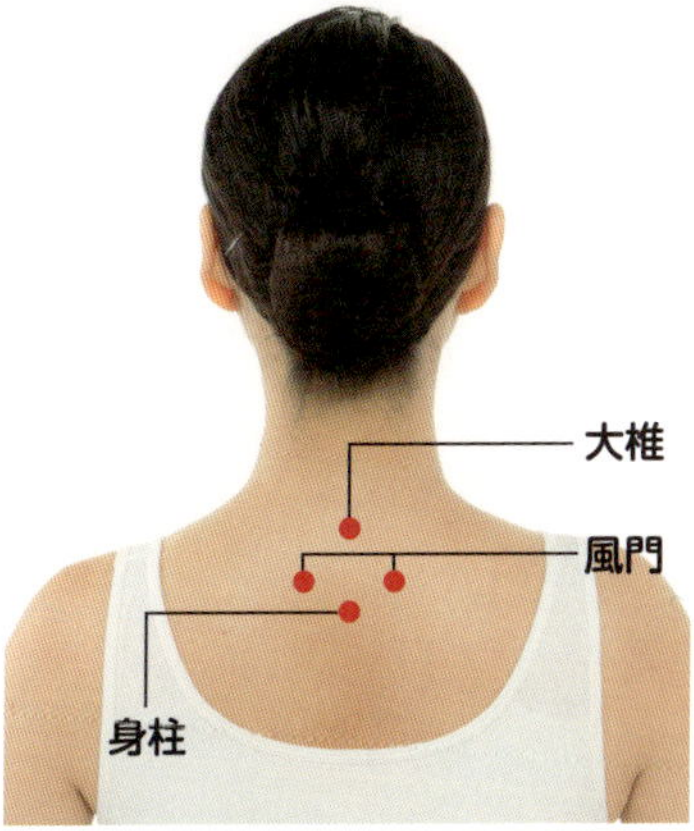

位置

大椎の位置は、首を前に倒したときにいちばん出る骨の下、身柱はいちばん出ている骨から数えて3番目の突起の下、風門はいちばん出ている骨から数えて2番目の突起の左右外側指2本分の位置にある。

ポイント

首のつけ根にドライヤーを当て、大椎から風門、身柱の付近をいっしょに温めるとかぜ予防になる。昔からいわれている「ふろに肩までつかりなさい」というのは、かぜをひかないように、これらのツボを温めなさいということ。民間療法でいわれている、おばあちゃんの知恵のようなことには、東洋医学的な根拠がある。

「イライラして落ち着かない、集中できない！」

上気した気をおろして気持ちを静める

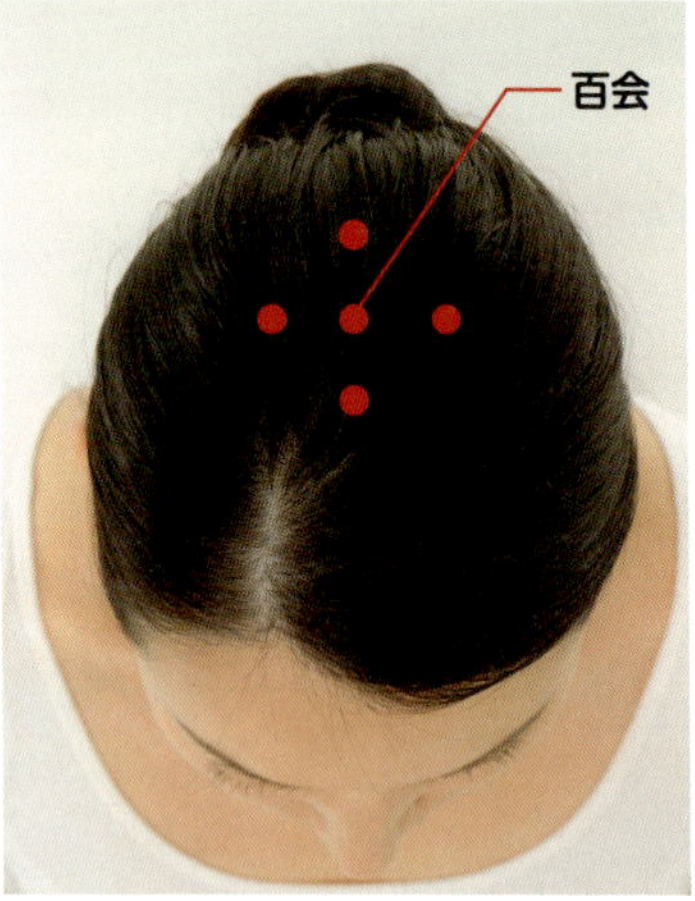

百会【ひゃくえ】

頭のてっぺんにある、全身の気をととのえるツボ。さまざまな経絡が合流する場所で、自律神経をととのえることができるツボです。

位置

眉間の中央から頭頂部に向かって伸ばした線と、左右の耳を結んだ線が交わるところ。

ポイント

皮膚に対して垂直に押す。

四神総【ししんそう】

百会の親指1本分外の前後左右に4つある、メンタルケアに有効なツボ。押すと、気持ちを落ち着かせることができます。

位置

頭のてっぺんの百会を囲むように前後左右に位置する。

ポイント

左右、前後を、両手を使って、百会に向かって寄りぎみに押す。煮詰まっているときや、ちょっとブレイクしたいときに押すとリセットできる。

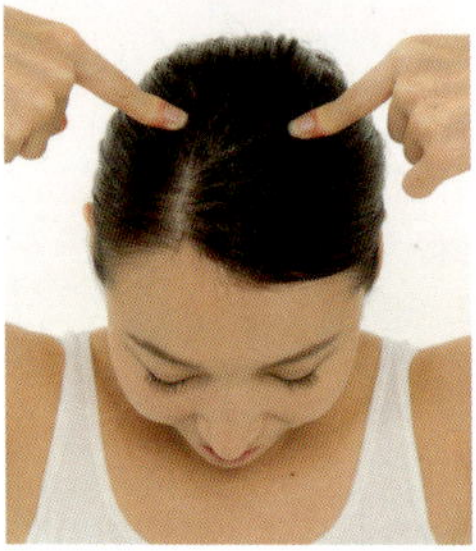

四神総は両手の指先で、前後、左右をそれぞれ押す。

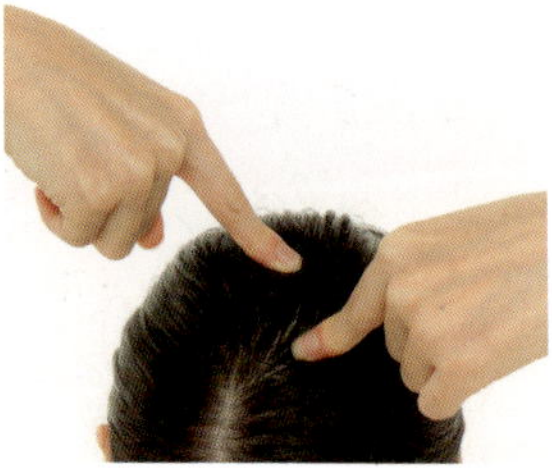

前後の四神総も押す。

小さな疲れをためないための毎日の養生

食べる

東洋医学では、不調があらわれたときに、「食べられるか」「食べられないか」を重要視します。それは、生きるためには「食」がたいせつで、食欲があるうちは大丈夫、食欲がなくなったら要注意と考えるからです。食事によって病気を予防・治療する食養生が発達したのもこのためです。

生まれたときから体に備わっている生きる力を「先天《せんてん》の精《せい》」といいますが、これに対して、食べることから得るエネルギーは「後天《こうてん》の精《せい》」といいます。この後天の精は、先天の精を補充する力をもっています。後天の精を体内にとり入れることで、体は疲れても、回復して再び元気に動き続けることができます。

後天の精が体に蓄積できていないと、心身にさまざまな不調が起こります。忙しいと毎日の食事をおろそかにしがちですが、食こそが、毎日の生活でいちばんたいせつにしなければならないことなのです。楽しみながら、おいしくいただくことが精を養います。

〈中脘《ちゅうかん》〉を押しながら息を吐き、消化器系をととのえる

朝、起きてすぐは、おなかがすいていない、昨晩のお酒が残っている、食べたものが消化しきれずに朝ごはんを食べられないという人も多いことでしょう。朝ごはんは一日のエネルギーの源、朝ごはんを食べるのと食べないのでは雲泥の差がつきます。朝は食欲がなく、朝食をとれないという人は、朝起きてすぐに布団の中で「中脘」（61ページ参照）のツボを押してみましょう。

中脘は胃袋を動かすツボ。ここを親指で押しながら息をフーッと吐きます。1、2、3、4、5と数えながら押して、1、2、3、4、5と数えながらゆっくりと圧を抜きます。これを3回くり返すと、胃が動きだし、朝ごはんが食べられるようになります。

五味をバランスよく食べる

病気の予防や未病を改善するために、ぜひ食事で意識してほしいのが、「五味《ごみ》」です。これは、酸味《さんみ》、苦味《くみ》、甘味《かんみ》、辛味《しんみ》、鹹味《かんみ》（しおからみ）の5種類の味の特性のことです。五味はそれぞれ特有の作用があり、五臓の肝・心・脾・肺・腎と関連しています。たとえば肝が弱っているときには酸味のあるものを食べるとよいとされ、肝が弱っているときには、酸味のものが自然にほしくなります。肝は、筋肉と関係があります。運動したとき

に酸っぱいレモンやクエン酸などをとると元気になるのは、理にかなっています。

よい食事とは、毎回の食事に五味がすべてそろっている食事です。五つの味をそろえるとなると負担に思うかもしれません。料理で全部そろえなくても、梅干しを添えたり、みそ汁や緑茶を飲むなどして、足りない味をプラスすればよいのです。無理をすると続かないので、ある程度の手抜きは許容しながら、まずは五味をそろえる食事を心がけましょう。

旬の食材を食べることもたいせつです。旬の食材は、栄養価が高く、よい「気」をたくさん含んでいます。暑い夏には体を冷やすきゅうりやトマト、寒い冬には体を温めるねぎやしょうが、というように、旬の食材は、一年を通して健康に過ごすために役立ちます。

五味の作用

酸味（すっぱいもの）

●筋肉を引き締める収れん作用があり、汗や尿がもれ出ないようにする働きがある。

●酢、梅干し、トマト、かんきつ類、いちご、キウイなど

甘味（甘いもの）

●滋養強壮や精神的な緊張をゆるめる作用があり、体を元気にする働きがある。

●さつまいも、とうもろこし、大豆、米、かぼちゃなど

苦味（苦いもの）

●余分なものを排出させる解毒作用があり、体内の熱を外に出す働きがある。

●セロリ、ゴーヤー、緑茶、たけのこ、ピーマンなど

辛味（辛いもの）

●滞っているものを発散させる作用があり、気・血の流れをよくする働きがある。

●ねぎ、しそ、しょうが、とうがらし、さんしょうなど

鹹味（しおからいもの）

●かたいものをやわらかくする作用があり、便通をよくする働きがある。

●みそ、しじみ、えび、海藻類、かになど

眠る

すごく疲れているときに、たっぷり寝る時間があるにもかかわらず3~4時間で目が覚めてしまう。これは、疲れすぎて「眠る力」が不足している状態です。寝続けるにも体力が必要。しかし運動能力と同様に、年齢とともに睡眠力も落ちてきます。高齢者が早く起きてしまうのはこのためです。

健康な体を維持するために、よい睡眠はとてもたいせつです。人によって短時間睡眠で大丈夫という人もいるでしょうが、一般的には7時間前後の睡眠時間が必要とされています。とくにたいせつなのは、日付が変わる前に眠ること。陰が極まる深夜0時前に眠りに入ると、たくさんの陰分を吸収して深い眠りに入ることができます。

おなかを温めてぐっすりと眠る

生命エネルギーである「気」は、一日に体を50周していると考えられています。日中は体表を25周しながら、さまざまな邪気が侵入してこないようにバリアを張る働きをしています。そして夜の時間帯には、体内を25周して、体のさまざまな部分を修復します。この夜の時間帯に、しっかりと睡眠をとって体を休めないと、修復作業が十分できずに、それ

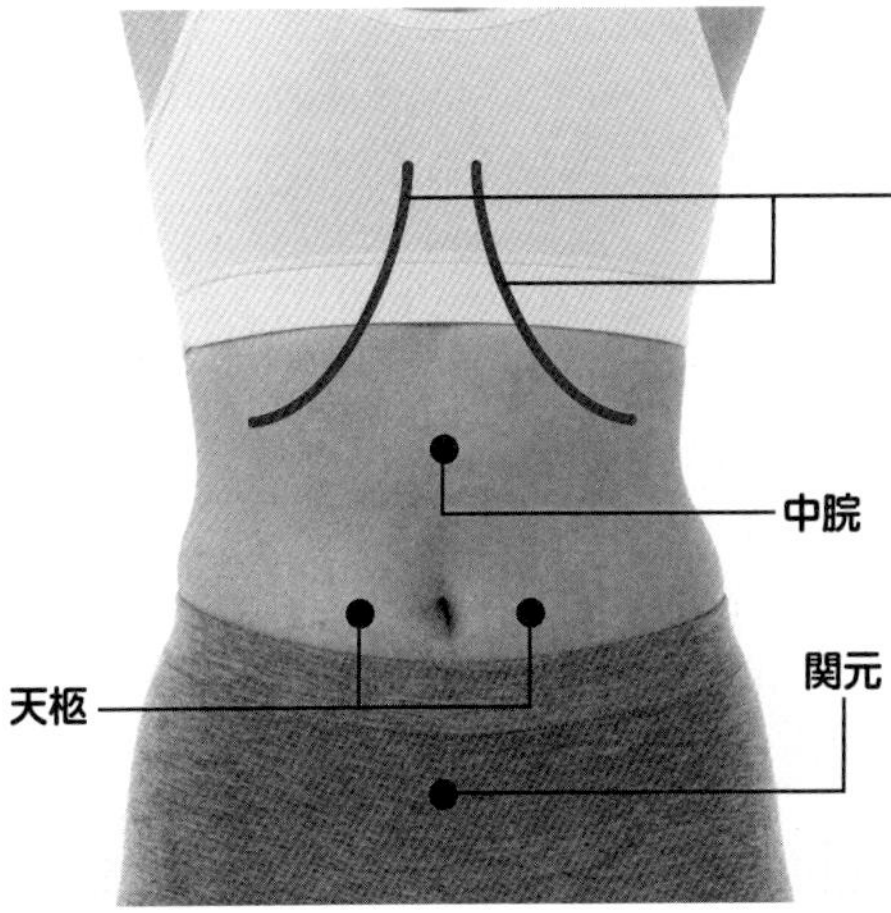

おへその周りの４カ所（中脘、天枢《てんすう》、関元《かんげん》）と、おなかの富士山（肋骨のライン）を押して痛むときは、かなりストレスがたまっているサイン。よい睡眠を得るためには、おへそまわりを温める。

が翌日に疲れとなって残ってしまうのです。

日々の疲れを残さないよい睡眠をとるためには、寝る前におなかを温めることをおすすめします。おなかを温めると気が充実して、眠る力が出てきます。体の中心線を温めると、気持ちを落ち着かせる効果もあります。

温め方は、おなかの上に蒸しタオルやカイロを当てると簡単です。さらに興奮作用のないお茶などを飲んで体の中から温めると、よく眠れるようになります。プラスして中脘に手を当てて呼吸すると、おなかにたまった息で指圧効果が生じ自律神経を安定させるので、深い眠りを得られます。

おへそまわりはストレスの巣 温めればストレスも緩和できる

おへその周りは大事なツボがあるので、ここを温めると、よく眠れるだけでなく、たまってしまったストレスの発散にもなります。

おなかを押して拍動があったり痛みがあるときは、東洋医学では「瘀血《おけつ》」と診断します。瘀血とは、よどんだドロドロした血液のようなもので、ストレスがたまっている人には必ずあるものです。

原因は冷えからくることが多く、瘀血の人はさわるとひやっとするほどおなかが冷えています。冷えるとおなかがかたくなり、おなかから「くの字」に曲がって自然に下を向くようになります。そんな下向きの姿勢になると、ストレスに対応できません。ふだんならがんばれることががんばれなくなる、ふだんだったらくじけないようなひと言できょうは心が折れる、そういうときに、おなかに手を当てると冷えていることに気づくはずです。おなかが冷えていると体の免疫力も心の免疫力も下がってしまうのです。

温かくしておくと血は固まらないですむので、とにかくおなかを温めましょう。おなかの周りのツボは中脘《ちゅうかん》、天枢《てんすう》、関元《かんげん》。中脘は胃のど真ん中、天枢はエネルギーがたまる場所、関元は元気がせき止まるところです。この部分を温めると、全身の血のめぐりがよくなって、さまざまな不調の回復が早くなります。しっかりとツボの位置がわからなくても、おへそを中心に温めれば大丈夫。温かい手で押さえるだけでも楽になってくるでしょう。

深い呼吸

私たちは、ふだんは無意識に呼吸をしています。呼吸には、浅いところで行う胸式呼吸と、横隔膜を使って深く息を吸い込む深呼吸の2種類があります。呼吸が浅い人は、メンタルが弱くなっていく傾向にあります。深呼吸をすると苦しい、途中でやりにくくなる人は、精神的に疲れている人が多いのです。

東洋医学では、呼吸は肺と腎の両方で行うと考えます。肺に空気をしっかりと入れる力、そして肺の空気を体の下まで引っぱってくる腎の力、この二つがよい呼吸をするために必要です。生命力が弱く、体調がすぐれない人は、腎の力が足りないため、深い呼吸ができずに浅い呼吸になります。肩で息をしているような状態です。気持ちが落ち込んでうつぎみの人も腎が弱くなっているので、深い呼吸ができません。

1日1回でいいので、深呼吸を意識して行うことが大事

元気で過ごすために、深い呼吸を毎日意識して行いましょう。キラキラした「清気」を鼻から吸い込み、体の中全部がきれいな空気で満たされ、体が透明になっていくイメージで、吐くときは体の中にある濁った気を全部口から出すイメージで行いましょう。自律神

経にはこうしたイメージ力が非常にたいせつ。よい気をとり入れてめぐらせることで、健康や長寿を得るという、東洋医学の「導引《どういん》」の考え方と同様です。

まずは7秒から始めます。最初に軽く吐いて体の中をからにしてから、7秒ゆっくりと鼻から吸います。そして7秒かけてゆっくりと吐きます。これを3分間続けます。うつぎみだと胸が広がらず7秒でも苦しいことでしょう。

7秒ができるようになったら、14秒、21秒、30秒と長くしていきます。14秒の深呼吸を2~3分続けるだけで、想像以上に疲れるはずです。筋肉も使うので、ダイエットにもなります。21秒の深呼吸では、肩甲骨《けんこうこつ》も開くので、脳もすっきりします。30秒になるとかなりきつく感じるでしょう。慣れてくれば、30秒かけてゆっくり吸い、30秒ゆっくり吐くことができるようになります。

1日1回、とくに時間を決めなくてもよいので、この深い呼吸を実践してください。なんだか疲れたなあと思ったときや、何かしている合間に深呼吸を思い出すとよいでしょう。夜に負荷をかけると眠れなくなるので、夜寝る前だったら1分程度にします。風が通らないようなところでは、よい気をとり入れられないので、できるだけ清潔な場所で行うようにしましょう。

横隔膜のかたさをとるのは肩甲骨で

深い呼吸がうまくできるか否かは横隔膜が関係しています。横隔膜は息を吸うと緊張して張り、吐くとゆるみますが、かたくなって動きが悪くなると、肋骨を押すと痛むようになります。東洋医学でいう胸脇《きょうきょう》苦満《くまん》の症状です。こうなると、ストレスを感じやすく、うつ症状になりやすくなります。

横隔膜のかたさは、肩甲骨を動かすことでとることができます。まずは両手を指先からひじまで前で合わせ、上を向けたまま、ひじをできるだけ高くあげてみましょう。ひじがあごの高さより上にあがれば、肩甲骨がよく動いているということ。これができないと横隔膜の動きが悪くなっています。

毎日気づいたときに行っていると、だんだんあがるようになります。肩甲骨の動きがよくなってくると、肩こりもよくなって、首にいく血流量もふえて頭もすっきりしてきます。さらに呼吸が楽になって、気持ちも前向きになります。

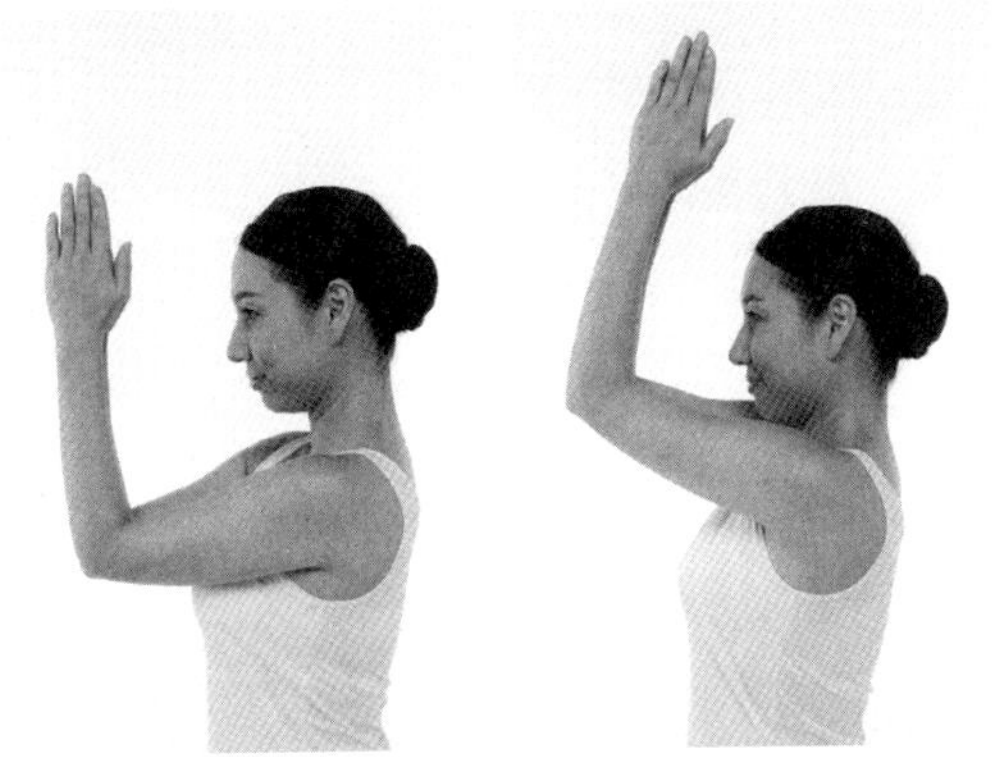

両手を指先からひじまで合わせ、上を向けたまま、ひじをできるだけ高くあげます。

一年を元気に過ごすための季節の養生

春　肝の季節　イライラに注意

春はかたく冷えた大地がやわらぎ、風が吹くことで寒気をしりぞけ、芽が出るように気が上昇し、木が枝を伸ばしはじめる季節です。体も新しい方向に向かおうとして、活性化します。東洋医学では、春は肝の動きがよくなり、集中力が増し、目がしっかり開き、筋肉は柔軟になり、運動などをするのによい季節と考えます。ただし、体の中の気も上昇しやすく、過剰になると気が頭にのぼりすぎて、イライラやのぼせが出ます。さらに、この季節に無理をすると、肝の元気がなくなり、夏に体調をくずしやすくなります。夏バテするかどうかは春の過ごし方で決まってくるのです。

変化が激しい春に体が弱ると、次の症状が出やすくなります。

①目がかすむ、疲れやすくなる
②爪に縦筋ができはじめたり、指先がカサつく
③行動を起こそうとしてもうまくいかず、イライラが強まったり、逆にうつうつとして気

分が落ち込んだりする
④女性の場合、月経痛がひどくなる
⑤筋力が落ちたり、けがをしやすくなる

春の過ごし方

●陽気が高まってくる朝は、起きたときに深呼吸をして、陽気を体内に吸い込みましょう。
●寝るときは、木の枝を伸ばすようにのびのびと寝られるゆるめのパジャマを着ましょう。
●肝を補う酸味のものを食べましょう（67、90ページ参照）。
●みぞおちのマッサージ（169ページ参照）と頭頂部の指圧（64ページ参照）でイライラをやわらげ、「まあいいか」というぐらいのメンタリティーをつくりましょう。
●春のトラブルは目にもあらわれるので、目の周りの骨に沿って軽く押す、目の周りのマッサージをしましょう。
●ストレッチや散歩をして、気のめぐりをよくしましょう。

梅雨・夏

心と脾の季節
のぼせと消化不良に注意

夏は芽吹いた芽が青々とし、ぐんぐん生長し変化していきます。その力により、実をつけるエネルギーもわき出てくる季節です。

陽気が一年で最も強まり、体はよく動きよく汗をかき、新陳代謝は活発化してきます。水分の代謝が乱れ、体の水分が奪われがちになるので、水分補給、栄養補給を欠かさないようにしましょう。

過剰な暑さは湿度をまとい、体に侵入してきます。腎や肺が水をためてしまい、それがさまざまな不調を招きます。

夏には暑さと湿気により、体が弱ると次のような状態が出やすくなります。

①熱で頭がぼーっとしてくる
②熱のせいでかゆみが増し、夜かきむしることがある
③熱のせいで心に負担がかかりやすい
④湿気が足元にたまり、足がだるくなる
⑤湿気が食欲不振を生み出し、夏バテが始まる
⑥湿気によって、頭が重く感じる

⑦ハイテンションな状態になり、自分に抑制がきかなくなる
⑧よいアイディアが生まれず、思いばかりがめぐって実行に移せなくなる

夏の過ごし方

●適度に汗をかくように、室内で軽めの運動をしましょう。
●暑くても、体温よりも冷たいものは、あまり飲まないようにしましょう。
●心を滋養する、ゴーヤーやピーマンなどの苦みのあるものを食べて、体を冷やしましょう（67ページ参照）。
●脾を滋養する、とうもろこしやかぼちゃなどの甘みのあるものを食べましょう（67ページ参照）。
●頭部に熱があがりやすいので、足のマッサージをして熱を下にさげましょう。ふくらはぎから足の裏まで、上から下に向かってさすります。足首回しも効果があります。
●頭部の熱が強いときは、少し爪を立てて、頭頂部の百会《ひゃくえ》のツボをチクチク刺激しましょう（64ページ参照）。
●こまめに水分を補給しましょう。

秋 肺の季節
ため息とかぜに注意

秋は収穫の時期、夏に生長した実を刈りとりおさめる季節です。体の中の気も、少しずつおさまってきて、冬を迎える準備をしはじめます。湿気もおさまり、過ごしやすい夜を迎えられます。

ただし、暑いところから寒いところに変化する時期なので、最も体調をくずしやすいときです。秋にしっかり夏の疲れを癒やしておかないと、これからやってくる厳しい冬に太刀打ちできなくなります。冬を元気に過ごせるかどうかは、秋の過ごし方で決まってきます。

乾燥が強くなることで、かぜをひいたり、肌が乾燥してかゆみが出てきたりすることもあります。秋は呼吸運動をつかさどる肺が弱りやすいため、とくにかぜをひきやすいので注意しましょう。

過ごしやすい秋ですが、体が弱ると以下のような症状が起こりやすくなります。

①乾燥による皮膚のかゆみ
②乾燥により、髪がパサついたり、皮膚がかさかさになる
③乾燥により、鼻やのどが乾き、かぜをひきやすくなる

④ため息が多くなり、積極的に行動できなくなる
⑤突然悲しくなったり、涙が止まらなくなる

秋の過ごし方

- しょうがやねぎなど辛みのあるものを食べて、気をめぐらせましょう（67ページ参照）。ただし、辛みは肺を助けますが、とりすぎると肺が働きすぎて肝を弱めるので、とりすぎには注意。
- 前腕部に肺の経絡があるので（17ページ参照）、さすったり、もんだりしましょう。
- ゆっくりとおなかをへこませる深呼吸をして、肺に気を補いましょう。
- 乾燥から呼吸器を守るために必要に応じてマスクを着用しましょう。
- 皮膚を守るために肌を保湿しましょう。
- 運動に適した季節ですが、過度の運動をすると、気を消耗して冬に不調があらわれるので、運動は翌日に疲れが残らない程度にしておきましょう。
- おふろは肩まで湯につかり、首のあたりの風門《ふうもん》や大椎《だいつい》などを温めてかぜ予防をしましょう（63ページ参照）。

冬
腎の季節
気力、体力の消耗に注意

本格的に寒くなる冬は、動物も植物もひっそりと過ごす、内にこもる季節。体の気をできるだけ消耗しないようにして、体内に蓄えましょう。冬に蓄えておかないと、活気ある春を迎えることができません。春に備えて冬の間はじっくりと腎を補うことに専念しましょう。

東洋医学では冬は水と関係している季節でもあり、体が冷えやすく、一度冷えてしまうとなかなか温まりにくくなります。腎は冷えると機能が弱まるので、冷え対策は怠らないこと。夜は早めに就寝して、睡眠時間はたっぷりと。エネルギーを蓄える季節なので、ダイエットには不向きです。

この時期は体が弱ると以下の症状が起こりやすくなります。

①手足の冷えがひどくなる
②筋肉がかたくなり動きが鈍くなる
③髪がパサつき潤いがなくなる
④不安やパニックなどの恐怖にかられるような心になりやすい
⑤疲れが出てきて、だるくなることが多い

⑥気力が出なく、前向きになりづらい
⑦頻尿になる
⑧女性は月経痛が重くなる
⑨腰痛が出やすくなる

冬の過ごし方

●おふろは肩までゆっくりつかり、体の芯まで温めましょう。
●髪が冷えると体が冷えるので、朝のシャンプーは控えましょう。
●体操やストレッチで体を動かして、気をいっぱいめぐらせるようにしましょう。
●黒豆やいかすみなど、黒いものを食べて循環をよくしましょう。
●冬は鹹《しおから》いものを食べて、体を温めましょう（67ページ参照）。
●腎の経絡が通っている、ふくらはぎの内側のラインを伸ばすストレッチをしましょう。

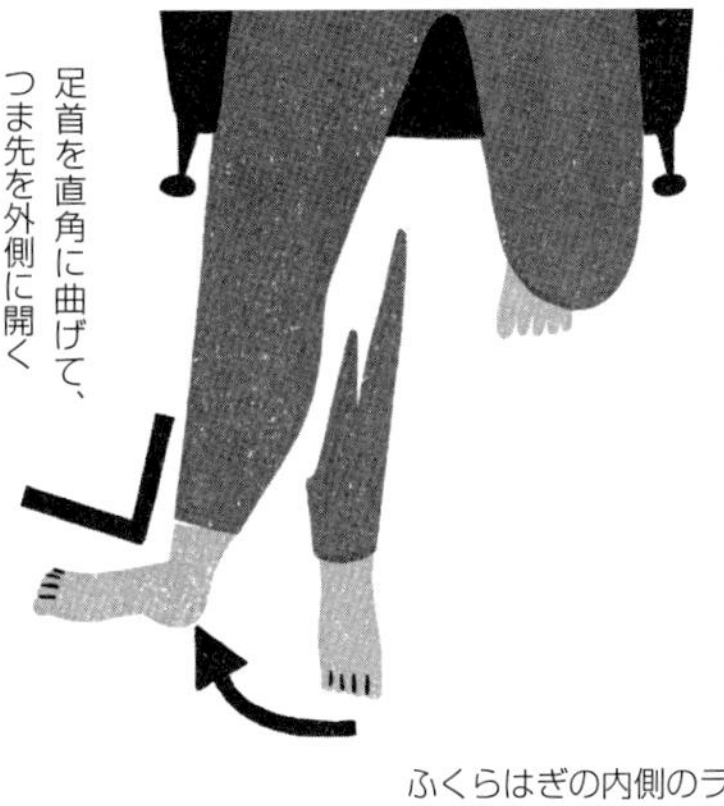
足首を直角に曲げて、つま先を外側に開く
ふくらはぎの内側のラインを伸ばす

肝・脾・肺・腎　今、自分はどこが弱っているのかを知ろう!

東洋医学では、体内の生理機能を肝・心・脾・肺・腎の五臓であらわしています。肉体疲労や不規則な生活、乱れた食生活、精神的ストレスなど、さまざまな原因によってそのどれが弱まっても、心や体に不調があらわれてきます。

疲れたとき、腸に不調がくる人、頭痛があらわれる人、同じものを飲んでも下痢をする人しない人がいるように、生まれつき肝が弱いタイプ、腎が弱いタイプという傾向をもっています。しかし、より大きな影響を与えるのは毎日の生活です。心や体から出る不調サインを知って、養生することで、大きな疲れや不調に発展することを防ぎましょう。

肝・脾・肺・腎の中で、当てはまる症状から、どれが今いちばん弱っているのかをチェックしてみましょう。五臓というと「心」もありますが、心は「心主神明《しんしゅしんめい》」(心《しん》は神明《しんめい》を主《つかさど》る)といって、最も重要な臓であるため、直接、心を治そうとするのではなく、土台を支えている四つを治すことが、心の養生になると考えます。ですから、ここでは心以外の四つの臓で起こる不調からタイプを分けています。「虚《きょ》」というのは、不足しているということで、たとえば脾虚《ひきょ》は、脾が弱って力が不足している状態です。

肝

肝は気をめぐらせ、精神を安定させる働きをしています。また、血を貯蔵して、体の必要な部分に供給します。肝が弱ってくると、情緒が不安定になり、イライラと怒りっぽくなったり、視力低下などが起こってきます。

肝虚の症状

- □ イライラする
- □ 仕事の夢を見る
- □ 寝た気がしない
- □ 眠れない不安感
- □ 目が血走る
- □ 足がよくつる
- □ 血のめぐりが悪い
- □ 爪ががたがたしている
- □ つり目になりやすい

肝が弱っているかを押してチェック

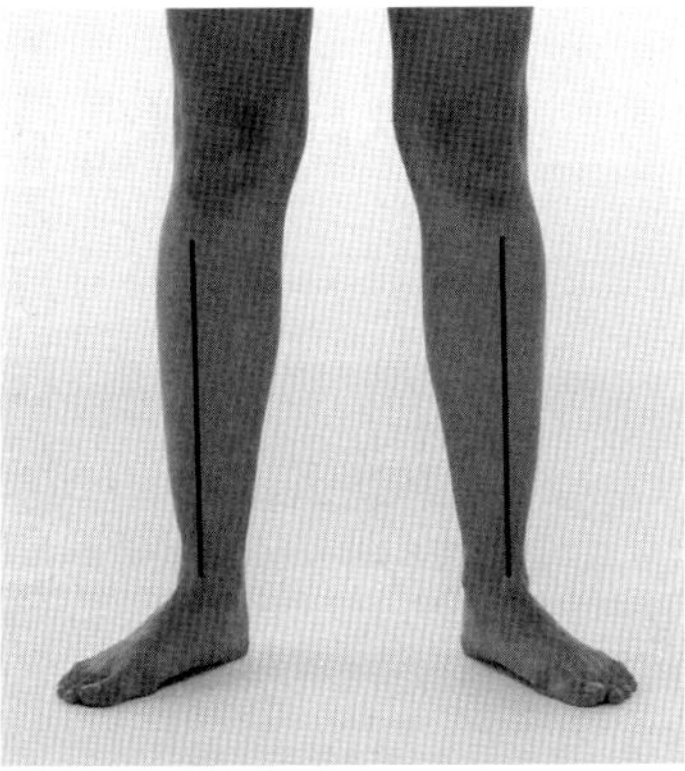

すねの肝経を押したときに、痛みがあったら肝が弱っているサイン。

脾

脾は食べ物の消化吸収を行い、吸収した栄養から気・血・水を作って全身に供給し、老廃物を体外に排出します。気を肺に送り肺に呼吸させる力を作ります。また、血を正常に体内にめぐらせる働きもあります。脾が弱ってくると、消化不良や食欲不振、食後の眠けなどが起こります。

脾虚の症状

- □ 手足が重い、だるい
- □ 階段の上り下りがつらくなる
- □ 食欲がない
- □ 拒食症
- □ 過食症
- □ げっぷが出る
- □ 太ってくる
- □ むくんでくる
- □ 足をさわるとしっとり湿気がある
- □ 頬がたるむ

脾が弱っているかを押してチェック

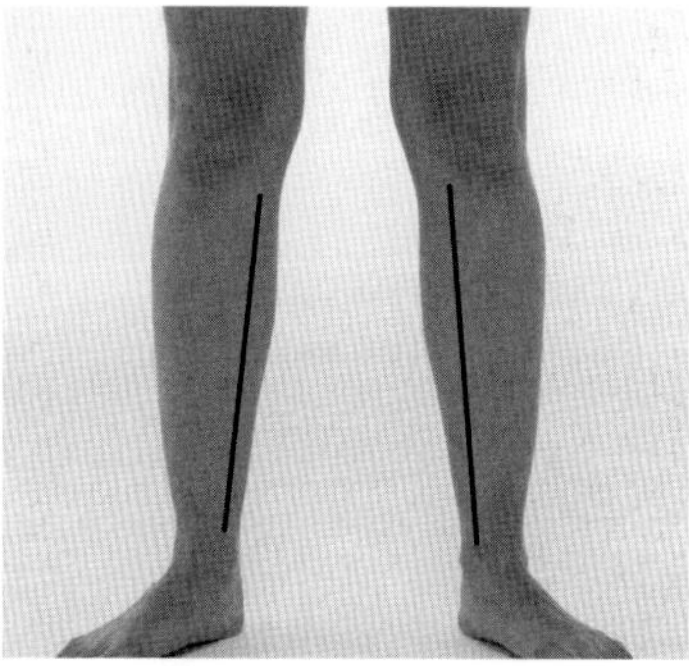

すねの内側の脾経を押して痛みを感じるときは、脾が弱っているサイン。

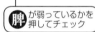

肺

肺は呼吸によって新鮮な空気を体内にとり入れ、濁気《だくき》(汚れた空気)を体外に排出します。肺が弱まると、せきやたん、呼吸の異常などがあらわれます。水分の代謝を助ける働きもあり、正常に機能していると、肌に潤いや艶《つや》があります。

肺虚の症状

- □落ち込みやすい
- □ため息が出る
- □痛みに敏感になる
- □すぐに横になりたくなる
- □ねこ背になりやすい
- □肌の色が白い
- □胸板が薄い
- □太れない
- □思考がネガティブになる

肺が弱っているかをつまんでチェック

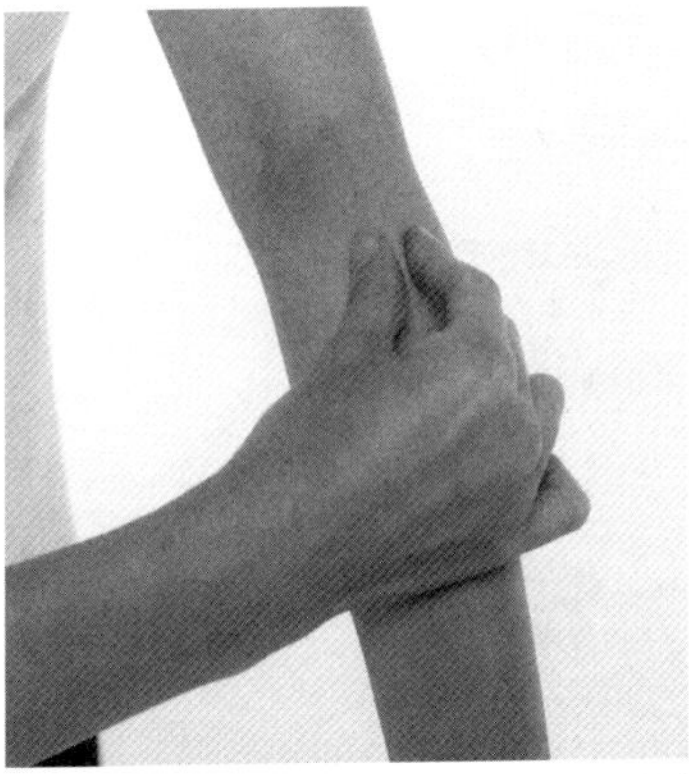

腕の肺経(17ページ参照)を軽くつまんでいったときに、ピリピリと痛みを感じるときは肺が弱っているサイン。

腎

腎は生命エネルギーを蓄え、成長、発育、生殖をつかさどっています。またいらない水分を膀胱に送って排出し、必要な水分は再利用するために肺に戻す働きをしています。腎が弱まると、成長の遅れや老化現象が早く起こります。

腎虚の症状

- □ 寝つきが悪い
- □ 早く目が覚める
- □ 疲れやすい
- □ やる気が起きない
- □ 腰が痛む
- □ 体力がない
- □ 臆病
- □ 冷えやすい
- □ 呼吸が浅い

腎 が弱っているかを押してチェック

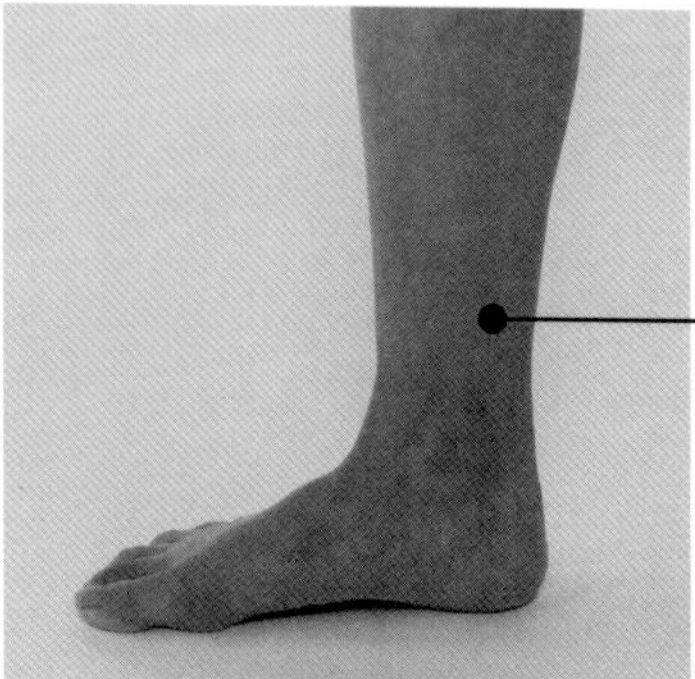

内くるぶしの太溪《たいけい》と、内くるぶしからアキレス腱のきわに沿って指３本分あがった場所にある復溜《ふくりゅう》を押して痛みを感じる、押したへこみが戻らないときは腎が弱っているサイン。

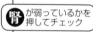

Part 3

ストレスがたまったときの自律神経トリートメント

ストレスで苦しい毎日に内関指圧

悲しくつらい気持ちのときや、気持ちが落ち込んで眠れないとき、苦しくて誰かに話を聞いてもらいたくてしかたがないとき、そんなときは「内関《ないかん》」を指圧しましょう。

内関（62ページ参照）は心臓を包む心包《しんぽう》の経絡にあるツボ。心を落ち着かせる作用があります。緊張しがちな人は、内関に目印の点を書いたりシールをはったりしておき、いつでもすぐにそこを押さえられるようにしておくと、それだけで安心できるはずです。

数に集中しながら内関を「いち、に、さん、し、ご」と押し、「いち、に、さん、し、ご」と抜くのを何回かくり返していると、気持ちが穏やかになってきます。眠れないときに、目をつぶって羊を数えると眠れるといいますが、人間は数に集中しやすい性質がありますす。内関指圧も数に集中して続けていると、沈んでいた気持ちから離れることができます。押すときは手首を少しそらしぎみにすると効果的です。

あおむけになってゆっくりと押していると、だんだん眠くなるので、眠れないときにもおすすめです。また、内関は自律神経を調整するツボなので、乗り物の酔い止めにも効果があります。

うつぎみの人は肩甲骨を押す

気持ちが落ち込んで、うつぎみの人は、背中がガチガチにかたくなっています。そんなときは、わきの下から反対側の手を回せば届く、天宗《てんそう》を押すとほっとするので試してみましょう。

天宗は宗気《そうき》（肺に入ってきた気）を助けるツボ。ここを押すと横隔膜がゆるむので、呼吸が楽になります。呼吸が楽になると、リラックスした状態がつくれます。

しゃっくりを止める効果もあるので、しゃっくりが出たときは、天宗を強めに1分間押さえると効果的です。ボールペンの頭で押してもいいでしょう。

天宗を押したあと、ストレスがたまると、さわると痛く感じる「おなかの富士山」（69ページ参照）をなでると気持ちを楽にすることができます。

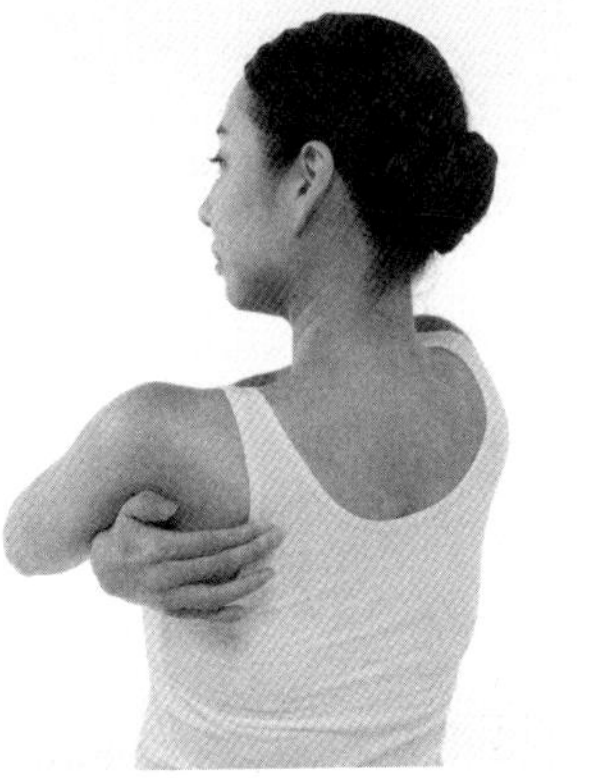

反対側の手をわきから回して、少し強めに押す。左右どちらも行う。

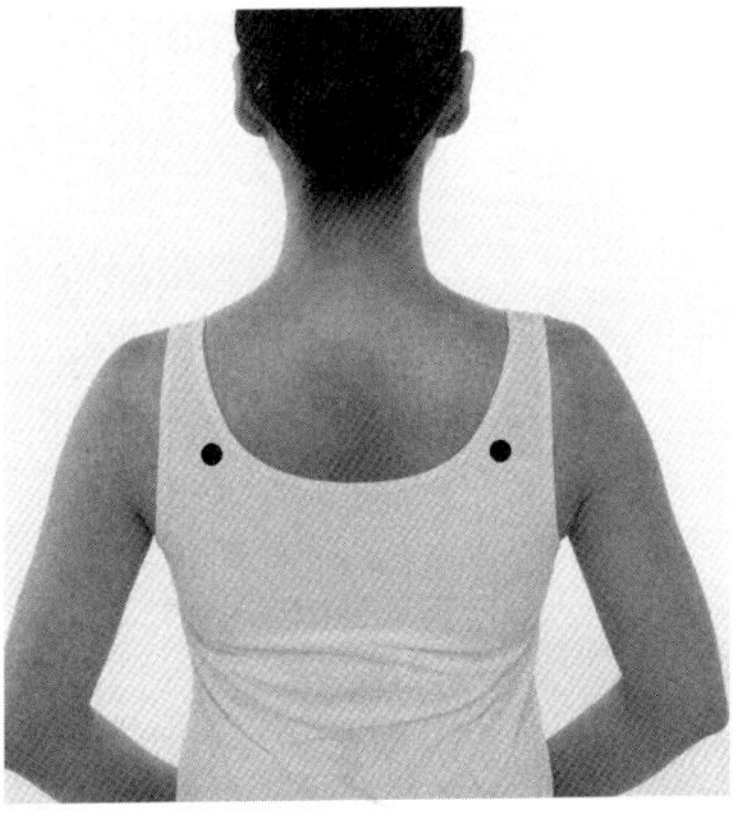

天宗は肩甲骨の中央にある。

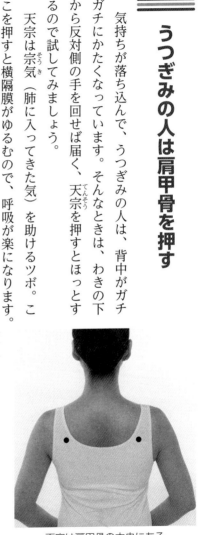

ストレスがたまってきたら〝酢の物〟

ストレスがたまってくると、五臓のなかの肝がやられてきます。肝が悪くなると、爪がガタガタになったり、目が悪くなったり、すっぱいものがほしくなります。自然に怒りっぽくなり、人を呼ぶときも「おい！」と怒り口調に。平常心がだんだん保てなくなってきてしまいます。

昔から、肝が弱ったらすももを食べなさいなどといわれてきました。弱った肝を回復させるには、すっぱいものを食べるとよいとされているからです（67ページ参照）。

とくに若い男性など、酢の物を嫌う人も多いようですが、酢の物でなくても、すっぱいものならば、レモンでもクエン酸でもかまいません。

ストレスはまず肝にダメージを与え、長引くと腎も弱ってきます。そうなるとやる気がなくなりエネルギー不足になってしまいます。ストレスを感じたときには、腎までやられてしまう前に、酸味をいつもより多めにとるようにしましょう。逆に、体がすっぱいものを欲しているときは、素直に酸味のあるものを食べることもたいせつです。

イライラ、怒りっぽくなったらすねをさする

イライラは肝の病。ストレスがたまって肝が弱ってくると、イライラ、怒り、妬《ねた》みなどが出てきます。やろうとしているのにできない、自分で思ったとおりに事が運ばない、そんなときはもうイライラは頂点に。肝は筋肉とも関係しているので、ふくらはぎの筋肉がうまく働かなくなり、転びやすくなったり、足がつることもあります。

いつもと同じことなのに、きょうにかぎってイライラしたり、怒りっぽくなっていると感じたら、肝の経絡が通っているすねの骨を、下から上に向かってマッサージするようにさすりましょう。すねの上を押してみると、予想以上に痛く感じる人も多く、なかにはズキンと痛みを感じる人もいるはずです。痛みを感じるということは、肝が弱っている証拠。肝の経絡の気・血のめぐりが悪くなっているので、よくさすって、気・血のめぐりをよくしましょう。

さすることでイライラは少しずつおさまり、足もつらなくなるはずです。膝もみもイライラ解消に効果があるので、おふろ上がりや寝る前によくさすっておくとよいでしょう。

怒りが爆発する前に膻中を押して息を出す

心包経の大事なツボ「膻中《だんちゅう》」は、キレそうなとき、思わずキーッと怒りが爆発しそうになったとき、一瞬冷静にさせるツボです。

膻中の位置は、本来は乳頭と乳頭の間ですが、なかなかわかりにくいので、胸の中心線の骨をさわっていちばん痛いところが膻中のツボと考えて間違いはないでしょう。ウルトラマンでいうなら、カラータイマーがあるあたりです。その痛いところを、息を吐きながらゆっくりと押します。ダイレクトに心臓の動きに関係しているところなので、息を吐きながら押すと、フーッと悪いものが出ていきます。

ふだんから怒りっぽい人は、頭にきたらぐっと膻中を押すようにしましょう。自分は怒りっぽいと自覚がある人におすすめです。パニックになりやすい人や、イライラしはじめたらおさまらなくなる人にも効果があり、女性のヒステリーのような、上に気があがってしまう状態をしずめる作用もあります。

膻中はよけいなものを出し、いいものはあげてくれるツボです。怒りの感情は外に出し、モチベーションを残したまま冷静になれるので、「まあ、このくらいのことはいいか」という気持ちになれ、気持ちを切りかえて次に進むことができます。

指圧で効きすぎることはあまりないのですが、まれに強く押して効きすぎてしまうと、エネルギーを全部抜きとってしまうので、何もやる気が起きなくなることがあります。ここぞというときの前は、押しすぎることがないよう、軽く行います。

失恋の痛手も膻中ですっきりします。「可愛さあまって憎さ百倍」の怒りが、「もう終わったことだし、どうでもいいかな」という気持ちになれるでしょう。

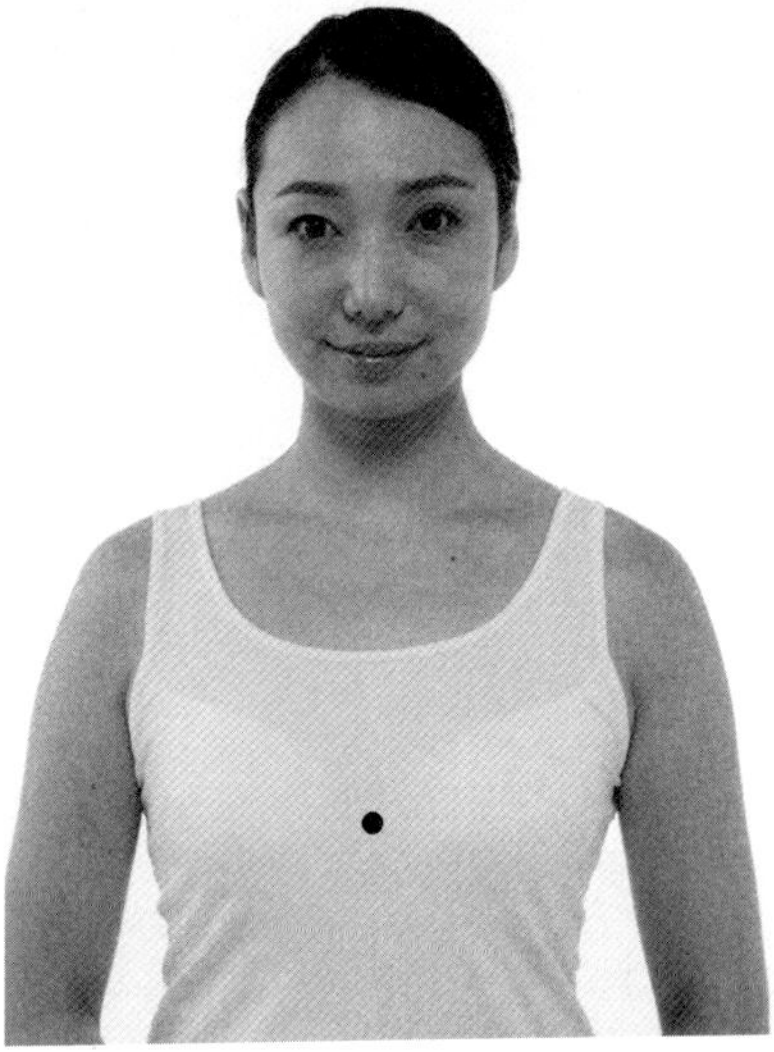

膻中は乳頭と乳頭を結んだ線の中心にある、押してみていちばん痛いところ。押すときは、悪いものを出し、いいものがたまっていくというイメージをもつことが大事。

心が落ちているときは、爪を立てて指先をはさみチクチク

なんとなく気持ちが落ち込みがちなときは、指先の爪の横を刺激してみましょう。爪のつけ根のラインと縦のラインが交わる点を、反対の手の爪を立てて、少し痛いぐらいにチクチク刺激します。

指先には、「井穴《せいけつ》」というツボのグループがあります。井穴は指にある、血の出どころになっているツボで、各経絡の始まりのポイント。その名前のとおり、井戸の水のごとく気があふれてくる場所という意味です。

この井穴がかたくなったり、ふやけていたりすると、気の流れがなくなり、症状が出てきます。たとえば、おなかが張ったり、消化が悪くなったり、精神的に疲れやすく、落ち込みやすくなるというように、体にも精神にも症状が出ます。井穴をケアすることで、腹痛がおさまり、落ち込みがちな気持ちが楽になります。

さて、手の指と足の指には、臓と関係している井穴が12穴あります。手の井穴は、爪を少し立てて刺激をすることで治療に使うことができます。きょうは調子が出ないなあ、熱

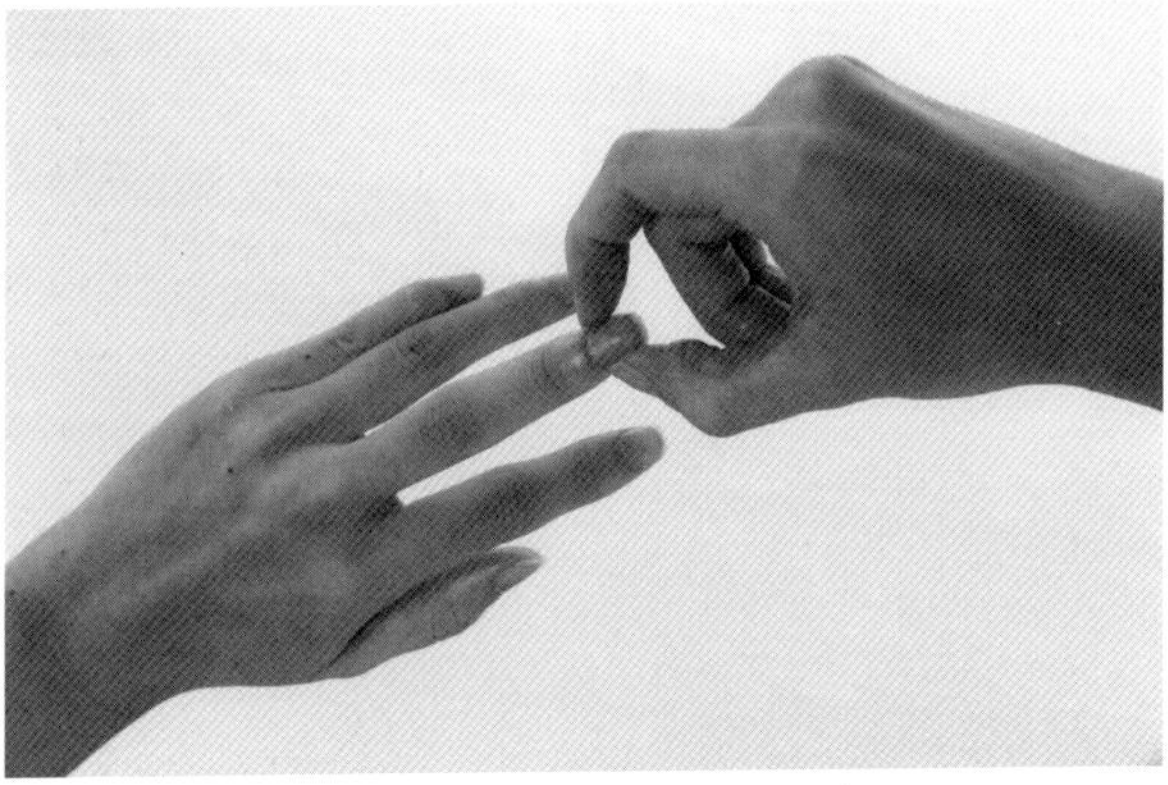

爪の横を、反対の手の指の爪を立てて、チクチクつまむように刺激する。

っぽいというとき、少し強めにチクチク、爪で刺激してみましょう。朝起きたとき、夜寝る前にチクチクするのもよいでしょう。

指それぞれに働きがありますが、覚えるのがたいへんなので、全部の指を刺激しましょう。つまんでみて痛いところは悪くなっているところです。

ストレスがたまった人は、「心下満《しんかまん》」といって、心臓の下に悪い気が満ちて心臓の下がパンパンにはれている状態になると考えられています。それをとるために、昔の人が行っていたストレスケアが、この指先チクチクです。

つまんだからといって、すぐに効果があるわけではありませんが、末梢の血管の流れをよくすることで、全身の血のめぐりがよくなります。毎日行っていると効果が出やすい、メンタルケアにおすすめのトリートメントです。

ホッとしたいときは鎖骨下を押す

鎖骨の付近は、腎の経絡が終わるところで、腎のツボや、肺のツボもある、気が集まってくる代表的なところです。緊張したり、気持ちにあせりがあるときは、鎖骨の下のラインに沿って、指をすべらしてマッサージしましょう。たまっている気の流れがよくなり、楽になれるはずです。

ここにあるツボのうち、とくにたいせつなのは「雲門《うんもん》」と「兪府《ゆふ》」です。東洋医学では、鎖骨から下が人間界、鎖骨から上は神の領域であると考えています。この雲門は、「神様の門に通じる場所」という意味のツボです。肺経のツボなので、せきやぜんそくなど、呼吸器系のトラブル改善にも効果があります。

兪府は「治療する力が集まる場所」という意味のツボで、腎の経絡は足から始まってここで終わっています。気がたまる場所なので、指圧することで気の流れがよくなります。

メンタルが弱っている人は、肩が前に出て、縮こまったポーズのまま固まってしまっている傾向があります。あおむけに寝ても肩が前に上がって鎖骨が出ている状態です。これは長年気管支ぜんそくを患っている人にもみられます。

気の流れをよくして、呼吸を楽にするには、肩甲骨を後ろにひいた、胸を広げた姿勢がたいせつです。胸を開くと、空気もたくさん入ってきて、新陳代謝もよくなります。気持ちが落ち込んできそうなときは、鎖骨の下を押して、意識して胸を開くようにするとよいでしょう。

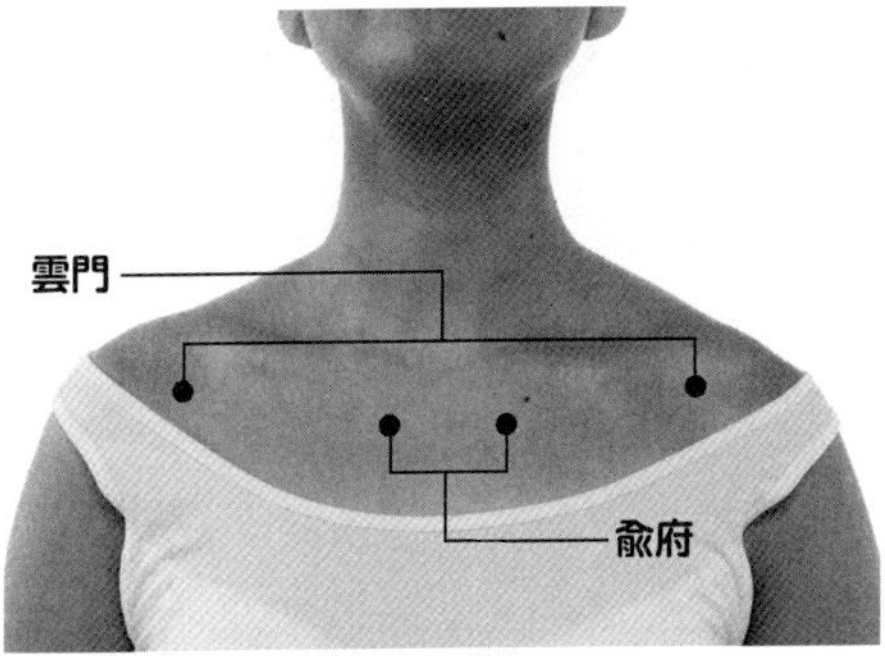

雲門は鎖骨の外側の肩に近いところにあるくぼみにあり、肩こりにも効果があるツボ。兪府は鎖骨と胸骨の間にあるくぼみで、中心線から指３本分外側の位置にある。

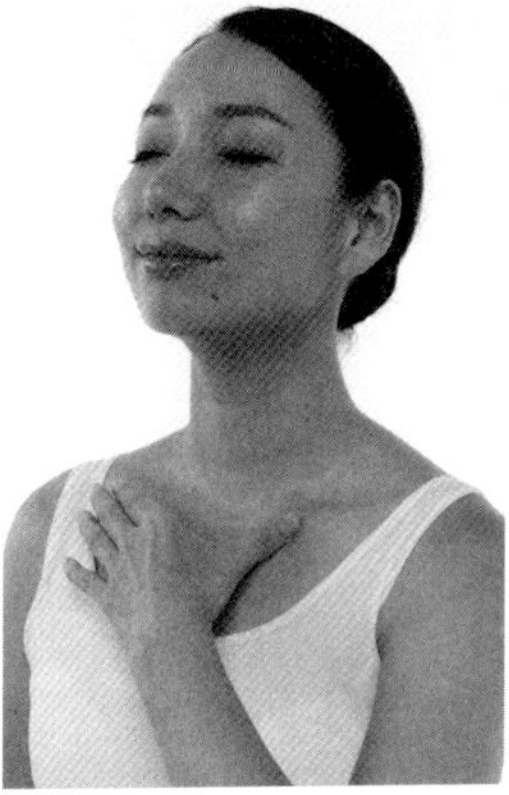

兪府は親指で、鎖骨の方向に押し上げるように押す。

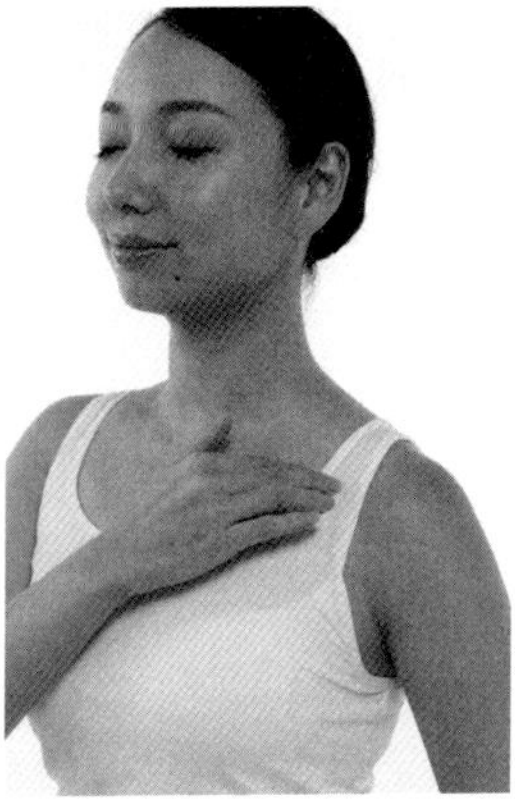

雲門は人さし指と中指で、気持ちよく感じる強さで押す。

コラム

精神疲労には休むよりも発散

体が疲れている人、いわゆる肉体疲労が疲れの原因である場合は、深い睡眠ですっきりさせることができますが、ストレスとか仕事とか人間関係で悩んでいる精神疲労の人は、休むこともたいせつですが、まずは気持ちをリフレッシュします。何でもよいので、仕事を忘れて没頭できること、好きなことをして、発散することがたいせつです。

生真面目な人は、休んだり遊んだりすることに罪悪感を抱くかたが多いようです。平日、みんなが働いているときに自分だけサボっているような意識は捨て、思いきって遊ぶことも次の仕事につながるたいせつなステップだと思ってください。特に軽めの運動や体操は、体内の気の循環を促し、鬱々とした気分からの脱出の一歩にもなります。手をあげて上を見る背中ストレッチ（35ページ参照）だけでも、気の循環が促されます。

ただし、これは未病のときに限ります。重症になり、うつ病になってしまったら、無理に動いて発散させるより、精神科や心療内科を受診して治療を受けながら、ツボ押しや鍼灸などの東洋医学を併用するとよいでしょう。

Part 4

ビジネスマンのための自律神経トリートメント

大事な商談、面接前の緊張をほぐすときは、「中指の爪」「内関」さらに「あご」

ここ一番というときは、よけいな緊張をとり除き、持っている力を存分に発揮したいものです。そこでおすすめなのが、すばやく緊張をほぐす方法です。大事な商談や面接の前に試してみましょう。

最初に中指をもんだり、中指の爪をギュッと押します。中指全体に心包経が走っているので、マッサージすることで心がととのいリラックスできます。

次に腕の内側の「内関《ないかん》」か「郄門《げきもん》」のツボを指圧します。内関は心包経のツボで、自律神経をととのえ緊張を抑えます。郄門も同じく心包経のツボで、癒やしの速攻ツボといわれているところです。これらのツボを刺激すると、あせりが落ち着き、震えもおさまります。

そして最後に、口をあけて、えらのところに手根《しゅこん》を当てて、回すようにマッサージします。顔はずっと誰かに見られていて疲れています。学校だったら教師、家庭では父親、仕事中はビジネスマンというように、人は誰でも顔にそのときに必要な仮面をつけて過ごしています。そんな顔の緊張をあごマッサージでやわらげましょう。

「中指をもむ＋内関を押す＋あごマッサージ」は、やればやるほど緊張がゆるむので、やりすぎるとリラックスしすぎて眠くなります。商談や面接ではある程度の緊張は必要、さっとやるだけにします。

面接時によい印象を与えるためには「目」もたいせつ。少し眉をもむ、目の上の骨を開くように押すだけで、目元がすっきりして精悍な顔立ちになります。

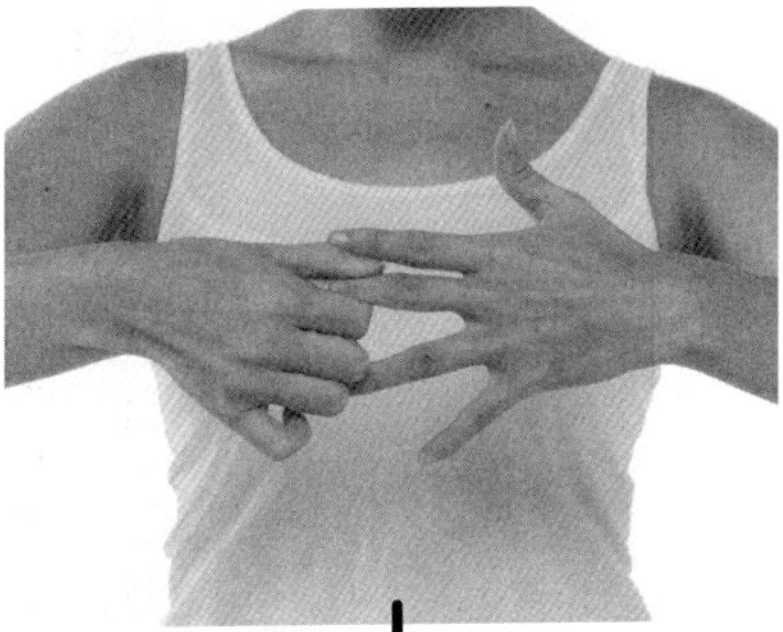

中指をもんだり、爪をぎゅっと押す。

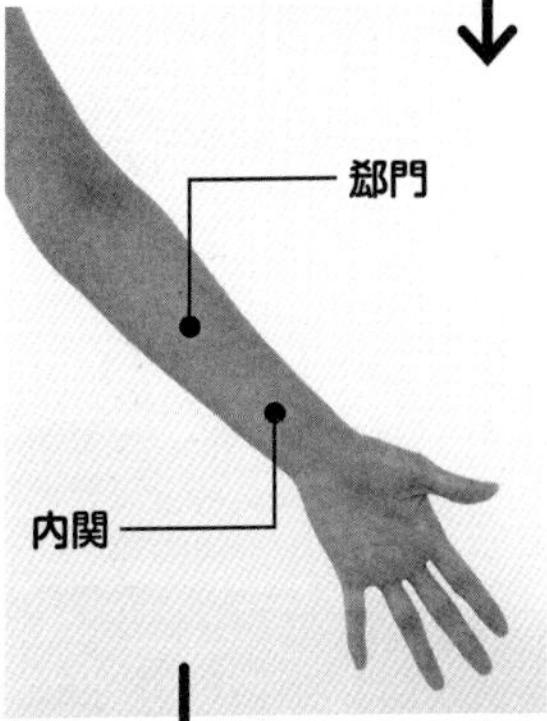

内関または郄門を押す。郄門は手首の中央のライン上で、手首から指8本分ほどひじに近づいた位置。

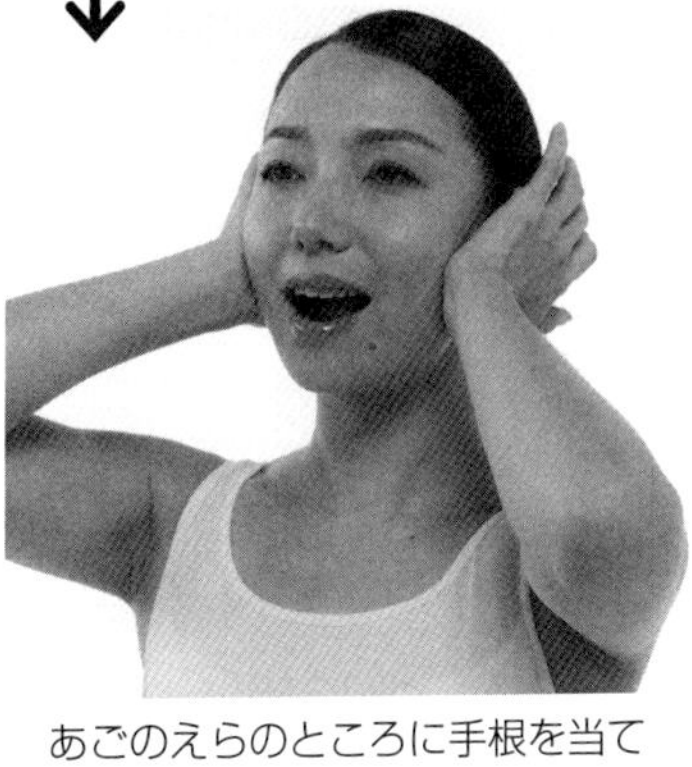

あごのえらのところに手根を当てて、回すようにマッサージする。

一瞬で元気を出すなら「辛味」を食べる

元気が出なくて、「はぁ、もうだめだ」と思わずため息をついてしまうときは、思いきり熱を入れてテンションを上げましょう。麻婆豆腐や麻辣《マーラー》麺のような辛いものを食べて発散させるとよいでしょう。

疲れは肝にくる人と、肺にくる人がいます。肝にくる人はイライラして怒りっぽくなりますが、肺にくる人は、ため息が多くなります。肺が弱ってくると、顔色は白くなり、やせてきたり、背筋が曲がってきたりします。悪化してくると不安症候群にもなりやすくなります。「はっ、はっ、はっ」と呼吸が浅く、早くなる過換気も肺がストレスでやられているときの症状です。

辛いものといっても、わさびの辛さではなく、とうがらしの辛さです。辛いものを食べて、疲れた体に瞬間的に火をつけて動かすようなイメージです。

ただし、いつも辛いものを食べていればいいわけではありません。ふだんは五味がととのった食事が基本です。辛いものばかりを食べていると、肺にばかりエネルギーを入れることになるので、体のバランスがくずれてきます。これは、疲れているのに、どうしても休めない、そんなときに、辛味で弱っている肺を補う方法です。激辛料理が好きな人は、ほかの味もバランスよくとるようにしましょう。

よいアイディアを出したいなら「甘味」で脳をゆるめる

東洋医学ではアイディアを出すには脾《ひ》（消化器）が関係していると考えます。アイディアは漢字では「意」や「思」、「意」は音に心と書きます。まさに心の中にあらわれる音。発想につながる言葉なのです。「思」という字は、田に心と書きます。田はイネが育つところであり、ものを生む場所。「心の中のものを生む場所」である脾がしっかりしていないと、よいアイディアが出ないというわけです。

消化器が悪い人は、残念ながらよいアイディアは浮かびません。脾を元気にするのは五味のなかの「甘味」なので、会議に煮詰まったら、ちょっと一服とタバコを吸うのではなく、甘いものを食べて、脾にエネルギーを与えましょう。

ただし、甘味は緊張をゆるめる作用が強いので、食べすぎると体もゆるみ、太りますから注意が必要です。胃の働きをととのえ、食欲を増進させるには、足三里《あしさんり》（60ページ参照）のツボも効果的です。

胃潰瘍予防の中脘。胃潰瘍はここで防げる

消化器が弱く、すぐに下痢になったり便秘になったりする人がいます。とくに男性に多く、ビジネスマンは大事な会議の前に出がちな症状です。ストレスで胃潰瘍になる人もめずらしくありません。そんな人は、おなかの「中脘《ちゅうかん》」（61ページ参照）を押すと、カチカチにかたくなっていて痛みを感じるはずです。

中脘は温めるのが大事。寝る前にカイロや蒸しタオルで温めるようにしましょう。しっかり温めておくと、胃潰瘍予防にもなります。朝起きたとき、息を吐きながら中脘を押すことを習慣にしましょう。起き上がって背筋をピンと伸ばせば、胃のパワーが宿り活動しはじめます。それから朝ごはんを食べれば、エネルギーがチャージされて、元気で一日を過ごすことができます。

食後に中脘が痛む人も、同じように温めるか、ゆっくり押すとよいでしょう。ストレスがたまるとおなかが張ったりげっぷが出たりする人がいます。その場合も、中脘を押したまま呼吸をします。最初はげっぷが多めに出ますが、そのあとでおさまってきます。

コラム

へその形が縦長の人はエネルギーが充実している人

おへそが上下に引っぱられていて縦長になっている人は、エネルギーが充実している人です。このようなおへそをもった人は、気が充実していて、何をするにも前向きで活動的です。

しずく形の人はバイタリティーに欠ける人。へそ下にある「丹田《たんでん》」（位置は69ページの関元と同じ）に腎のパワーが足りないので、「太溪《たいけい》」（55ページ参照）、「腎兪《じんゆ》」（56ページ参照）を押して補腎すると、根気ややる気が出て、粘り強くなります。

丹田は精気が集まる場所です。体には3カ所の丹田がありますが、下腹部の臍下《せいか》丹田はわかりやすい場所。ここが充実している人は健康です。

へその形が丸くなっている人は肥満ぎみ。脾のパワーがないので、「三陰交《さんいんこう》」（129ページ参照）や「血海《けっかい》」などを押すとよいでしょう。

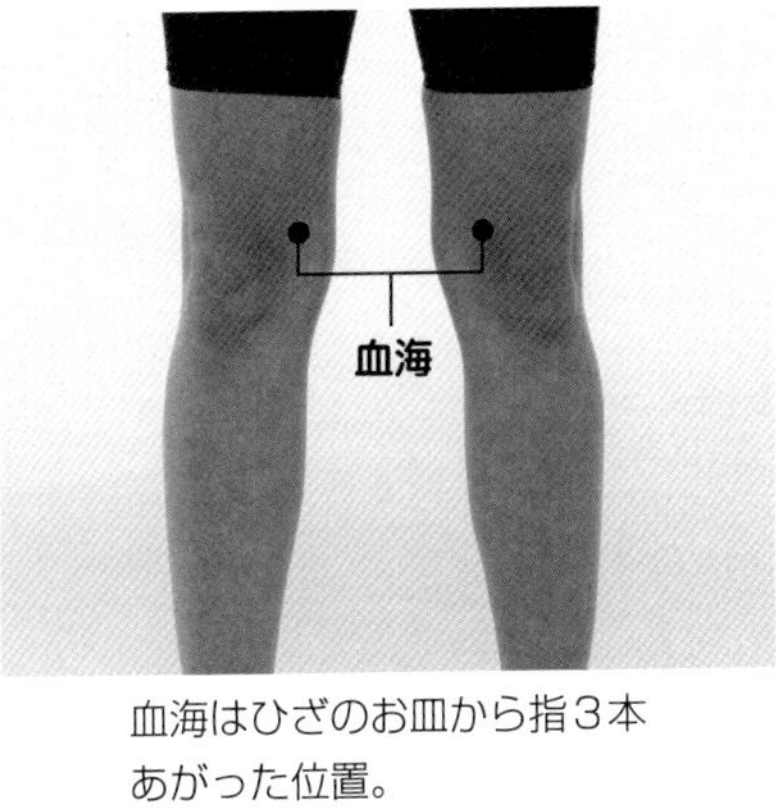

血海はひざのお皿から指３本あがった位置。

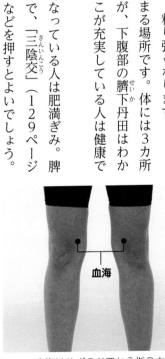

意志が強くなりたいなら、脾と腎を鍛える

自分が決めた目標をやり通す力をつけたいのなら、消化器の脾《ひ》と、生命エネルギーの塊である腎をしっかりさせなくてはなりません。

脾は、いいものをよくかんで食べることで養われます。いいものといっても、高価な食べ物という意味ではありません。「五味のバランスをとる」「旬の食材をとり入れる」、毎日の食生活で、この二つを意識しましょう。脾が弱っているときは、黄色いものと甘いものを食べるとよいとされています。黄色いものは、かぼちゃやさつまいも、米、とうもろこしなど、甘いものはいも類のほか黒糖や果糖などです。

腎を養うには、腰がポイントです。まずは腰痛を予防しましょう。東洋医学では、腰痛をもっていると志が減っていくと考えます。仕事の合間にストレッチをしたり、重いものを持つときや立ち上がり方にも気をつけ、腰の痛みを感じたときはすぐにセルフケアを行いましょう（162ページ参照）。

腎は水の素材でできているので、冷やさないこともたいせつです。若いうちは、多少の冷えは気にしないで、寒さも我慢しがちです。冷え対策をめんどうだと思うかもしれませ

んが、意志を強くするためだと思えば対策にも力が入ることでしょう。

物事をすぐに決定できない、決断力がないタイプの人は、電車に乗ってつり革につかまって立っているとき、まっすぐに立っていられず、腰をどちらかの足に乗せるようにして立っています。またいすに座っても腰のすわりが悪く、あちこちに移動して落ち着きがなかったり、すぐに足を組んだりします。この姿はまさしく、腎がしっかりしていない証拠。自分が将来こうなりたいというビジョンが乏しく、目標に向かって突き進む力も弱くなりがちです。

腎はかたい臓器で、先天の精が詰まっているところです。もし腎のパワーが弱くなってきたと感じたときは、「太溪《たいけい》」（55ページ参照）を押してから「腎兪《じんゆ》」（56ページ参照）を刺激して、基礎エネルギーを補うようにしましょう。腎が弱っているときは、黒いもの、しおからい（鹹）ものを食べるとよいとされています。黒豆、黒ごま、昆布、ひじき、わかめなどを食べて補腎をしましょう。

コラム

気力をアップさせる「ハンドマッサージ」

手のひらから光線が出て敵を倒す、テレビやマンガの場面を想像してください。イメージそのままに、東洋医学では、手のひらの真ん中にある「労宮《ろうきゅう》」（58ページ参照）から気が出入りすると考えます。手のひらがかたく詰まっていると気が出ません。気力を出すには、手のひらがやわらかいことがたいせつです。

やわらかいといっても、押したら戻ってこないようなやわらかさではなく、厚みと弾力が必要です。いい手のひらは、親指の下のふくらみ（母指球）と、小指の下のふくらみ（小指球）がふっくらと盛り上がり、赤みがさし、サラサラとしています。

母指球を押して痛ければ肺や消化器が弱っている、小指球を押して痛ければストレスがたまっていると考えられます。二つのふくらみがカサカサしているときも状態がよくないときです。母指球、小指球、労宮のあたりをよくマッサージしましょう。

手を組んで、手首を回すのも、気・血をめぐらすのに有効です。回しやすい方向、回しにくい方向がありますが、1方向に回したら、必ず逆の方向にも同じだけ回しましょう。

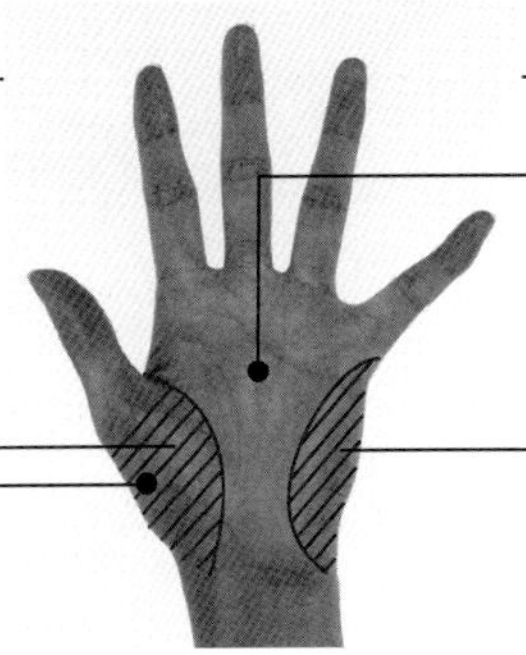

魚際《ぎょさい》

母指球にあり、おなかの
調子をととのえるツボ。

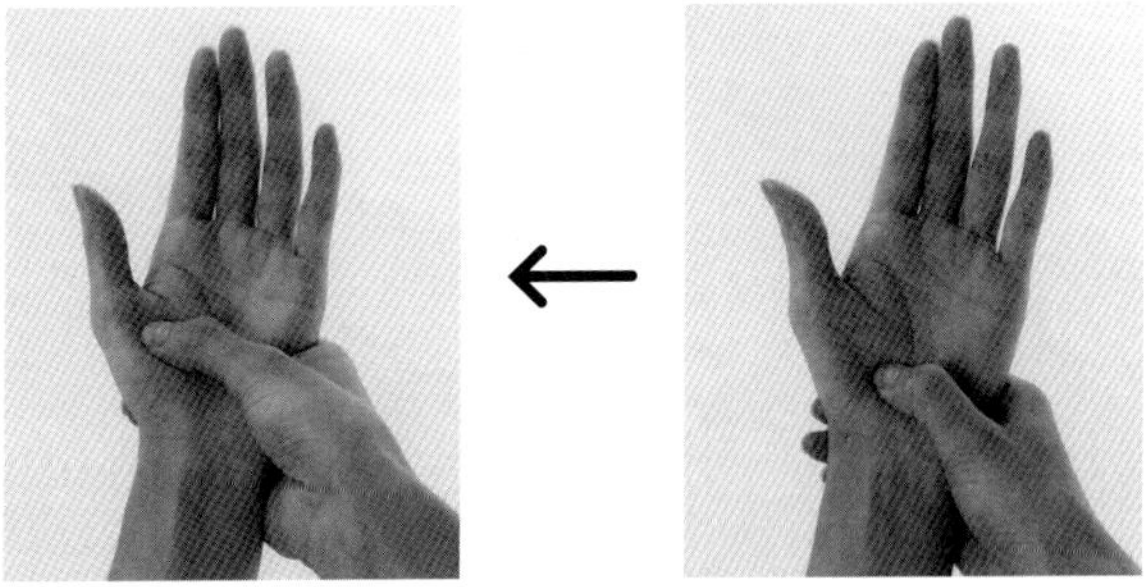

母指球のふくらみを手首のほうから、親指のつけ根に向かってマッサージしていく。消化器をととのえ、かぜの症状にも効果がある。

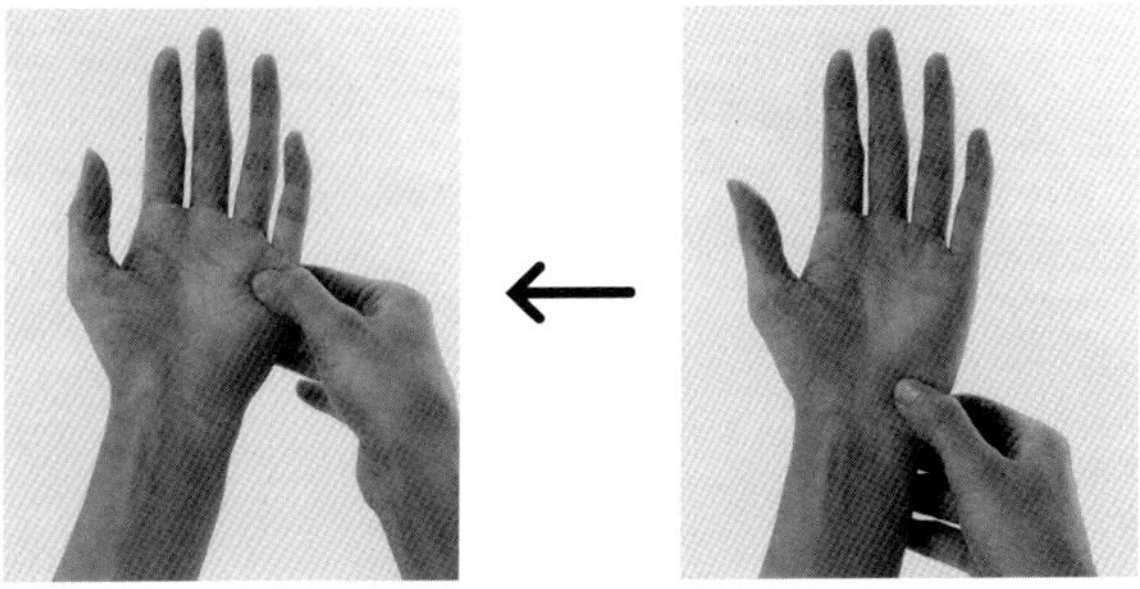

小指球のふくらみを手首のほうから、小指のつけ根に向かってマッサージしていく。ストレスの解消、リラックス効果がある。

印堂で一発集中力アップ！

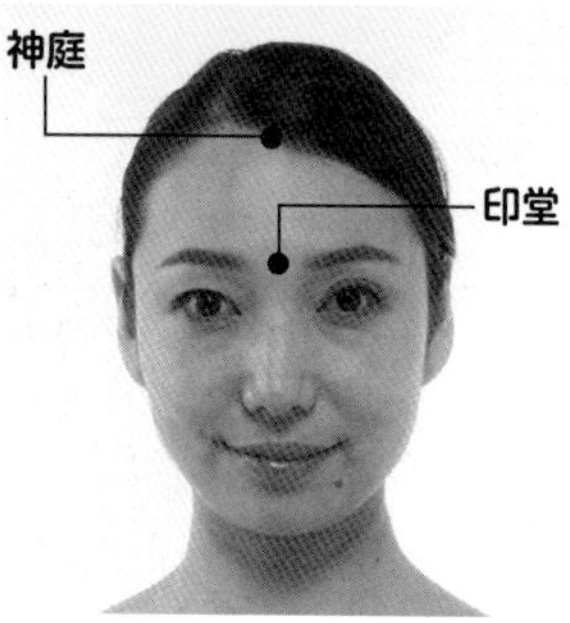

印堂は眉毛の間、神庭はそこからまっすぐ上にあがった髪の生えぎわのやや上のところ。

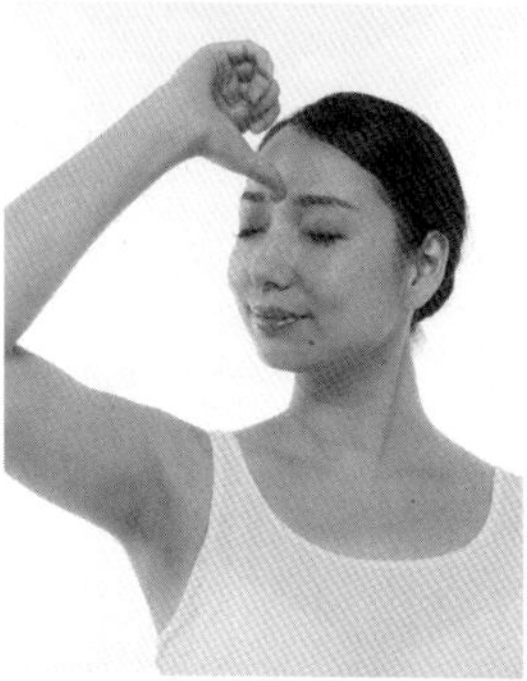

印堂は指先で気持ちよく感じる程度に押す。

眉毛と眉毛の間には「印堂《いんどう》」というツボがあります。ここは第3の目ともいわれる、エネルギーが集まるところです。ここを押しながら考え事をすると、集中力が高まってよい考えが浮かぶといわれています。

時間があるときは、印堂を押してから、髪の生えぎわの「神庭《しんてい》」を通って、頭のてっぺんの「百会《ひゃくえ》」までを上に向かって押していくと、前頭葉が刺激され、脳にインパクトを与えることができます。

押すときは、できれば整髪料を落としてからにしましょう。整髪料による髪のストレスをとり除いてからのほうが効果的です。

印堂は鼻の通りをよくするツボでもあるので、花粉症の人にもおすすめのツボです。

考えを整理したいとき、心を落ち着かせたいとき、四神総を押す

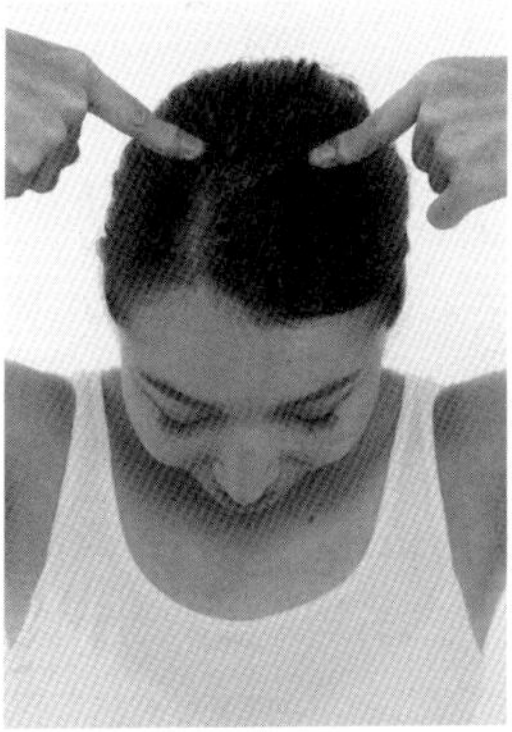
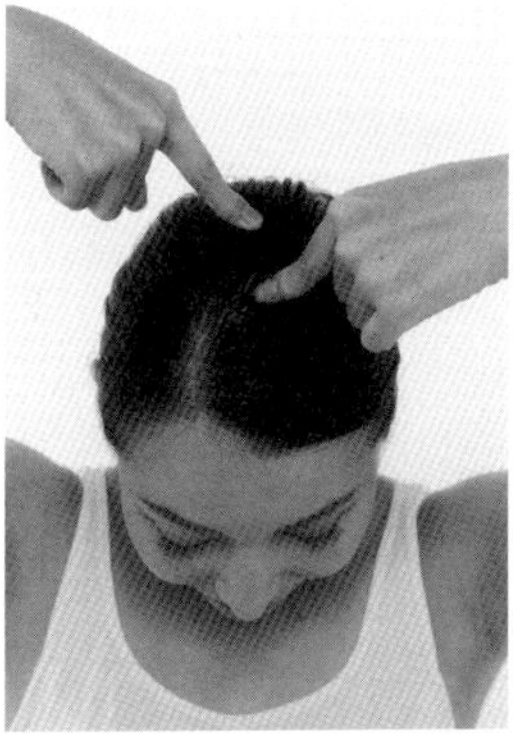

前後、左右それぞれを押す。

頭のてっぺんにある百会のツボをとり囲むようにある「四神総《ししんそう》」（64ページ参照）は、四つのツボで精神を落ち着かせ、ととのえてくれるところです。気が散漫になっていたり、忙しさで頭の中がとっちらかってしまっているときに、息を吐きながらゆっくりと百会の方向に向かって押してみましょう。真ん中に気を集め、下に気を通すイメージです。

やることがたくさんありすぎて、何から手をつけたらいいのかわからないようなときにもおすすめです。四神総を押してから、やるべきことを紙に書き出し、優先順位を決めてひとつずつクリアしていくとよいでしょう。

徹夜をなかったことにする方法

徹夜明けの日はゆっくりと休息をとるのがいちばんです。しかし、どうしてもはずせない用事があるときは、あと少し、がんばる力がほしくなるもの。そんなときに、一時のエネルギー補給になるスペシャルセルフケアの方法をご紹介します。

徹夜をなかったことにするのですから、1カ所ではなく、足、おなか、胸、頭と全身をマッサージして、全身の気・血のめぐりをよくしなければなりません。このスペシャルセルフケアによって、徹夜明けの一日は、元気に過ごすことができるでしょう。

ただし、これは一瞬のエネルギーを入れるだけのもの。毎日やったら眠らなくていいというものではありません。徹夜明けの一日をがんばったら、次の日はしっかりと睡眠をとるようにしましょう。

時差ボケも気のめぐりが悪くなって起こっています。このスペシャルセルフケアは時差ボケにも効果があるので、出張先での時差ボケ対策に、ぜひ活用してください。

時間があるときは1～14までを行うことをおすすめしますが、時間がないときは6～14までのショートバージョンでも効果があります。

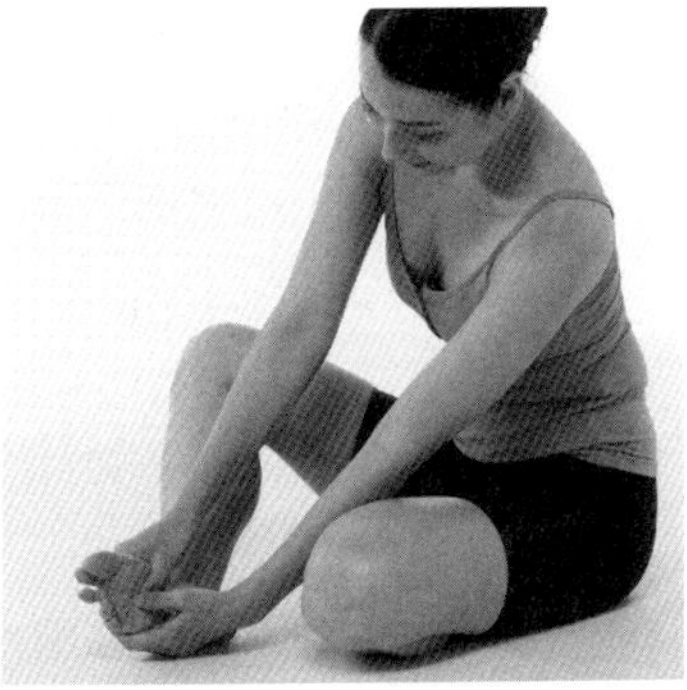

1

足の裏の湧泉《ゆうせん》をゆっくり指圧する。

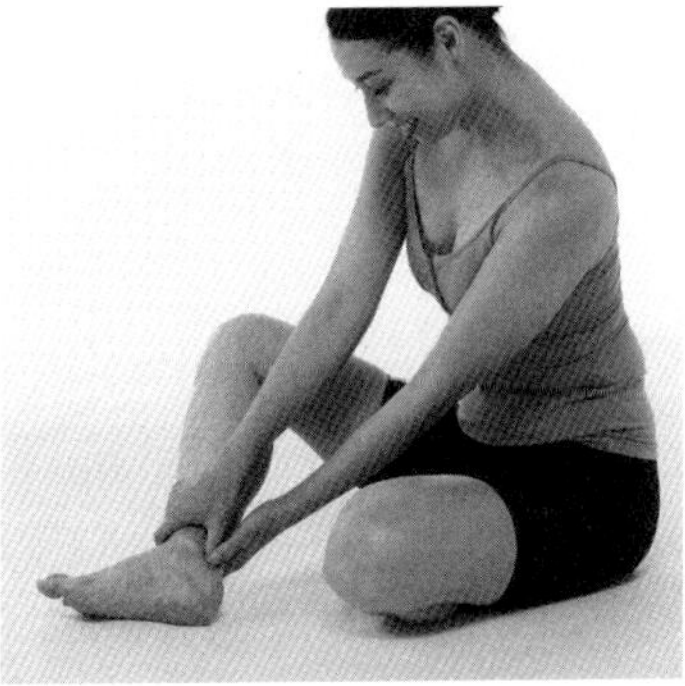

2

内くるぶしとアキレス腱の間（太溪《たいけい》）をゆっくりじっくりと指圧する。

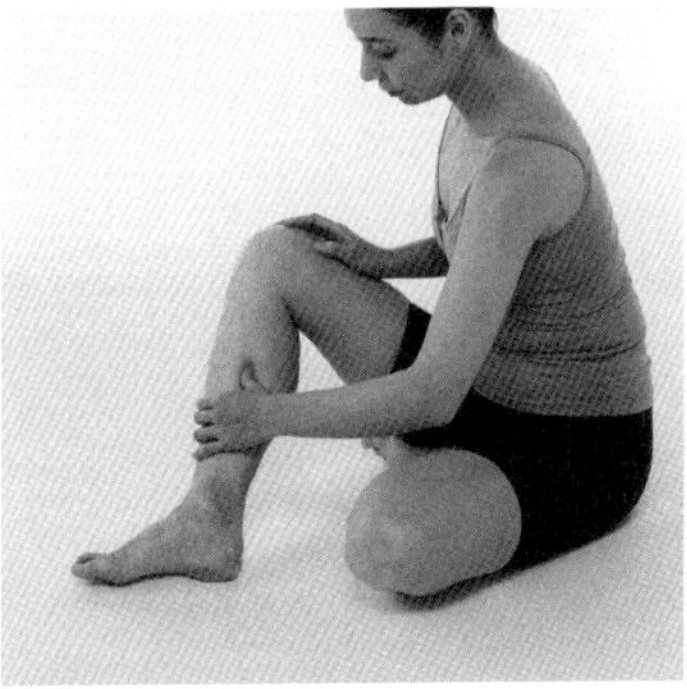

3

すねの内側を、内くるぶし側から膝まで、骨のきわに指を入れて指圧しながら上がっていく。

4

へそから指5本分下の関元《かんげん》をゆっくりと指圧。ホットタオルで温めてもよい。

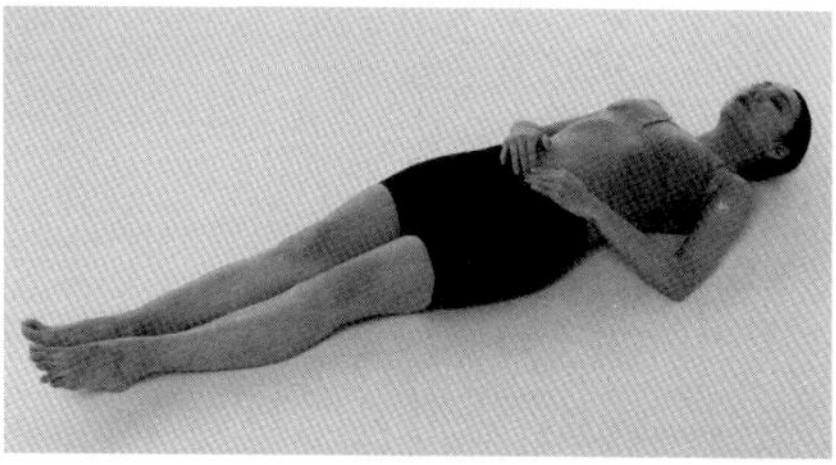

5

みぞおちとへそを結ぶ線の真ん中あたりに位置する中脘《ちゅうかん》を指圧する。

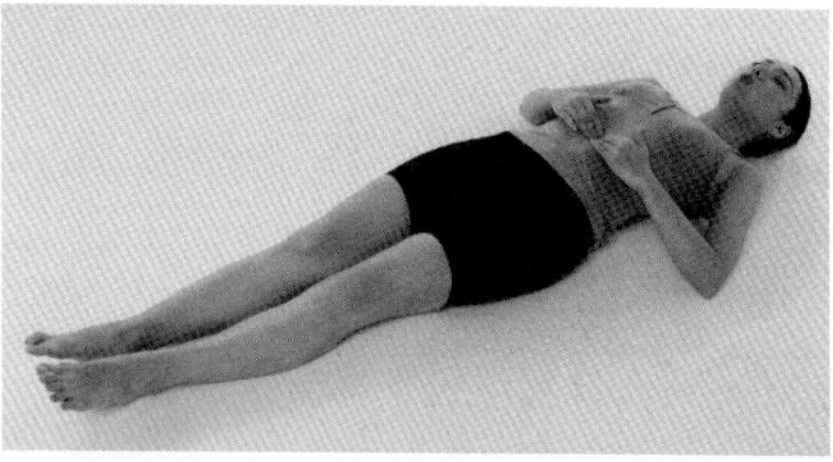

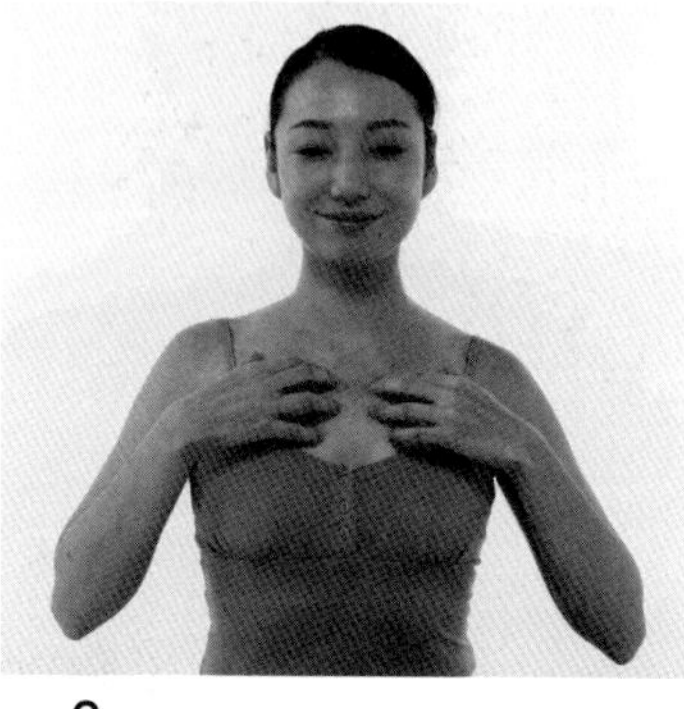

6

鎖骨の下を胸の中心から外側に向かって指でじっくり押す。

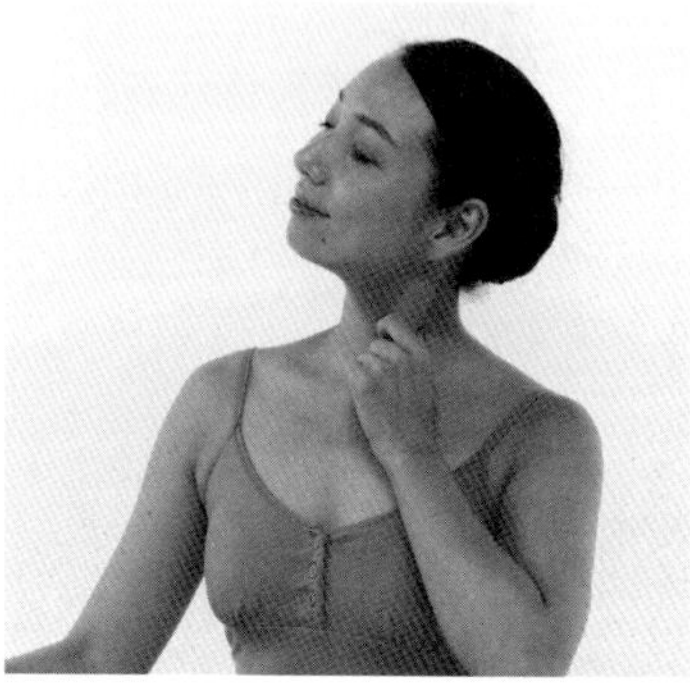

7

胸鎖乳突筋を上から下に向かってつまんでいく。片側2～3回ずつ、両側とも行う。

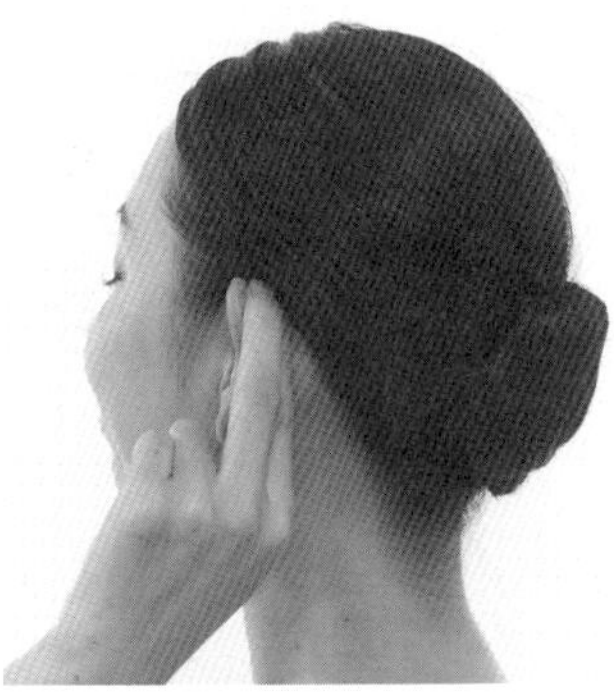

8

耳のつけ根の部分を、指2本を使って、上から耳たぶの裏までていねいにマッサージする。

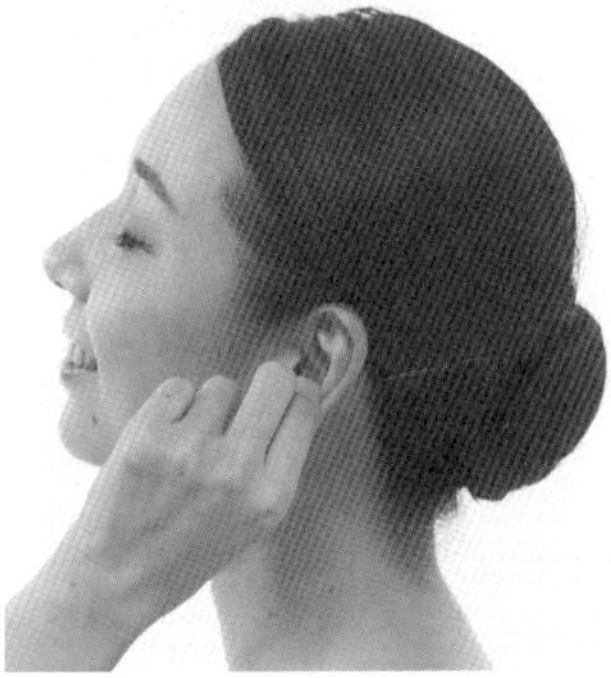

9

耳の穴を広げるように耳の外側を下から順に広げていく。

10

耳をぎょうざ（縦に折り曲げる）としゅうまい（横に折り曲げる）にする。

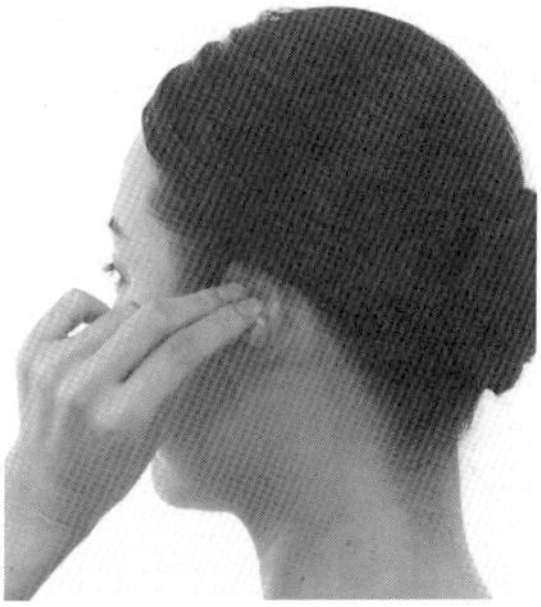

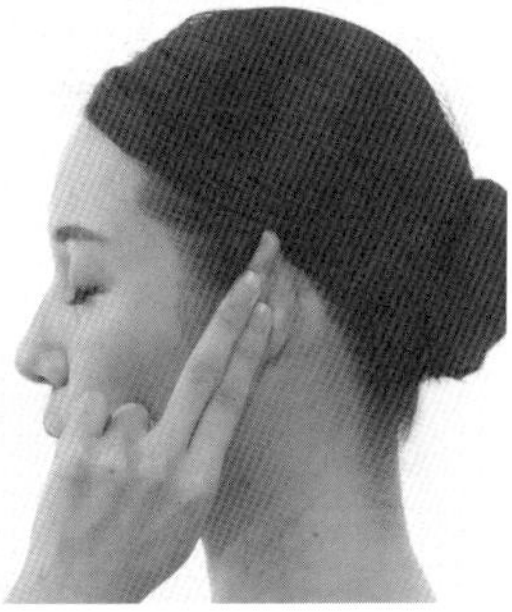

11

頭部の中心にある百会《ひゃくえ》とその周辺に指を当て、爪を立てるようにチクチクさせ、よけいな熱をのがす。

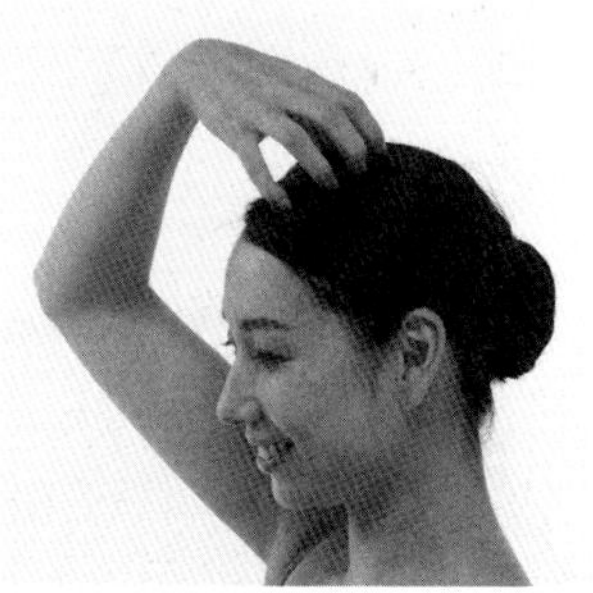

12

頭部のマッサージをする（48ページ参照）。

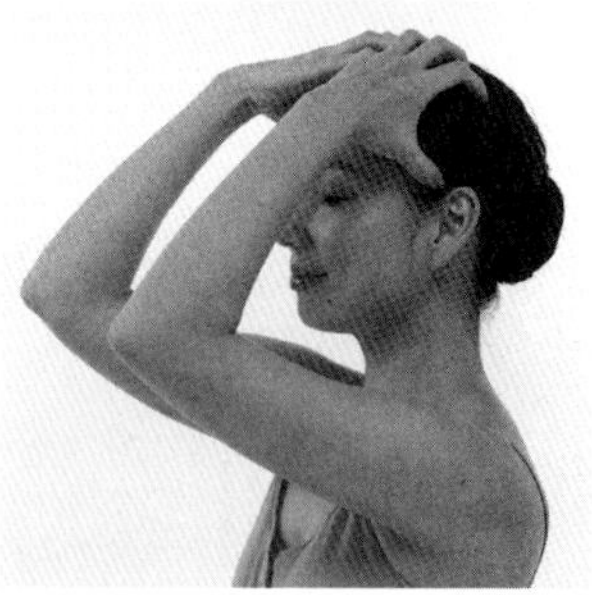

13

上体を後ろにそらす。

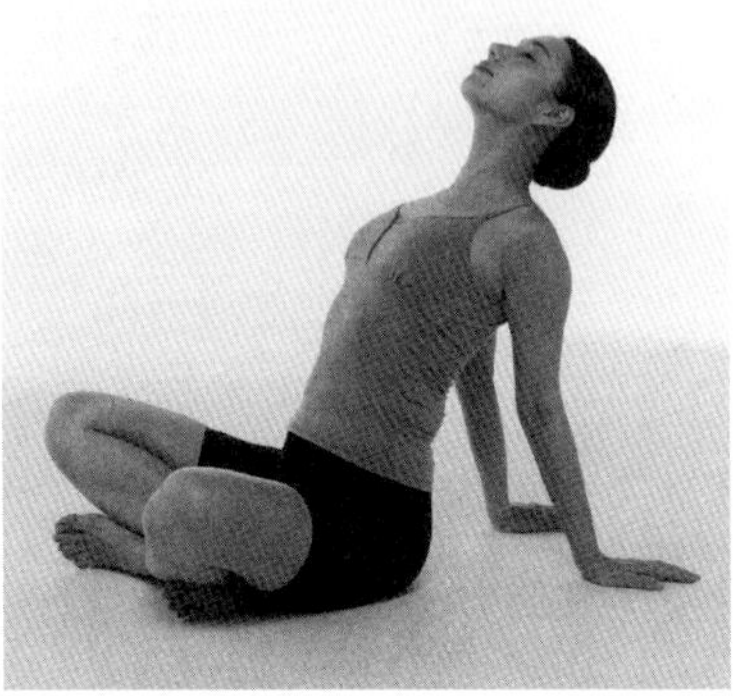

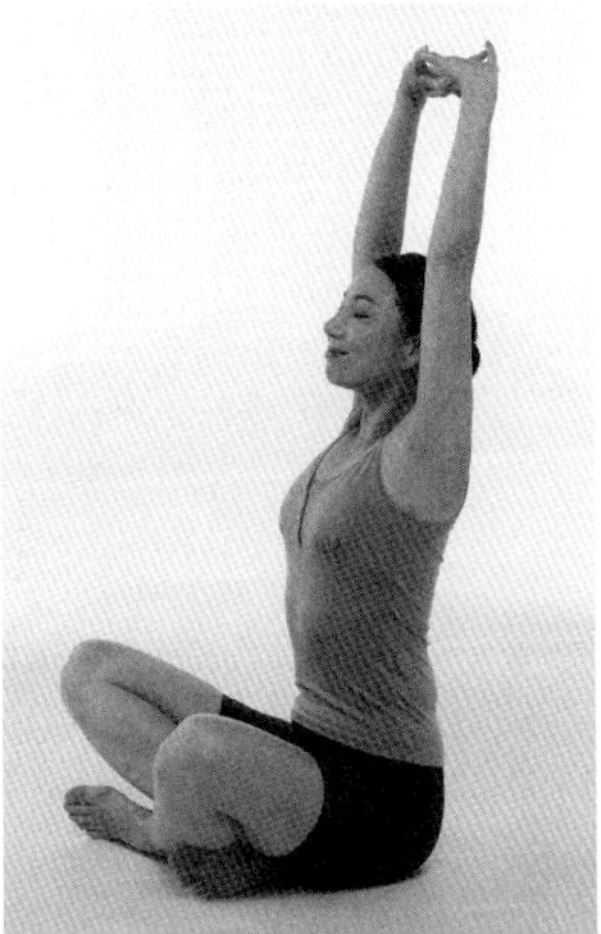

14

手を組み、両手が上から引っぱられているような感じで背骨を伸ばす。

ツキがないときは、鼻のつけ根を片方ずつしっかり押して気を吸い込む

呼吸がしっかりできていないと、ツキは逃げていきます。鼻が詰まっていると、頭がぼーっとして、仕事の話もうまくまとまりません。鼻の通りをよくして、いい空気を吸い、ラッキーをつかみましょう。

片側の鼻のつけ根を指で押し、圧迫しながら、押されていないほうの鼻の穴から息を吸い、口で吐きます。これを3～4回くり返すと、鼻の通りがよくなってきます。これを両側行いましょう。きれいな空気を鼻からたっぷりとり入れ、それに火をつけて体の中で爆発させてエネルギーを作り出すイメージです。

いい空気を吸わないと、熱は生まれず、熱が生まれないとラッキーはやってきません。気はオーラともいいますが、呼吸をととのえると、声もしっかりしてオーラも出てくることでしょう。

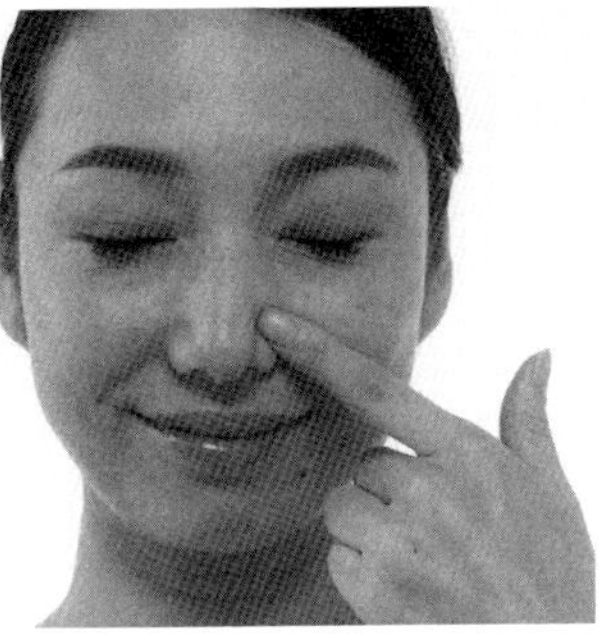

小鼻の上をしっかり押さえ、
反対の鼻の穴から息を吸う。

コラム

成功しているビジネスマンは背筋と呼吸が違う

東洋医学では、気は最もたいせつなエネルギーです。気がなければ血も体の中の水分（津液《しんえき》）も動かないと考えます。そこでたいせつになるのが呼吸です。呼吸は文字どおり、吐いてから吸います（呼は吐くという意味です）。呼吸は肺と腎の力を使います。

ふだんの呼吸は肺を使い、深い呼吸は腎で行います。1日1回でも呼吸を意識してみましょう。特に吸い込むときにきれいな気を肺とおなかいっぱいに、吐き出すときは体内の古い気が出て行くイメージをするとよいでしょう。

次に背中です。背中が丸いと、肺を圧迫すると同時に、腎にたいせつな気を送る膀胱の経絡が曲がります。そうなると、体内に新鮮な気をとり入れることができず、膀胱経が詰まり、腎に気を渡せなくなります。腎に気がいかないと全身のパワーダウンが始まり、かぜをひきやすくなったり、下半身が冷えたりします。背中はピンと伸ばし、よい気をとり入れ、腎に気をめぐらすことで、前向きで活力のある体に変えられます。

Part 5

女性のための自律神経トリートメント

両手で頭に手ぐし、リフトアップ&ツボ刺激

額から髪の生えぎわを後ろに引っぱることで、顔の皮膚を引き上げる直接的なリフトアップの方法です。両手の小指と小指を合わせて額の中央にくるようにおき、手ぐしの要領で、髪をかき上げるように、後ろに引っぱります。

親指が当たる部分には胆の経絡があるなど、手ぐしが当たっていく部分にはツボがたくさんあります。指を動かしていくことで、リフトアップになるだけでなく、頭にある経絡、ツボを刺激することができます。

朝、起きたときに行うと、頭がすっきりして、気持ちよく、すぐに動けるようになります。二日酔いや、徹夜明けのケアにも効果的、血行がよくなるので毛根にもよく、抜け毛や白髪の予防にもなります。

力を込める必要はありません。手の重さを使って軽く指を動かすだけで十分です。あまり強い力で行うと頭痛を起こすことがあります。ストレスでかたくなった頭皮は動きませんが、続けるうちに動くようになります。

頭皮はよく動くのがよい状態です。もし、カチカチにかたくなってしまっているような

ら、頭マッサージ（48ページ参照）をするのもよいでしょう。

頭に熱がたまっているようなときには、指先に汗をかいているのを感じます。そんなときは、少し爪を立てて行うと熱がとれます。

リフトアップには、頭皮のやわらかさだけでなく、耳のやわらかさも重要です。顔がたるんできている人には、耳のかたい人が多くみられます。耳を前に倒してかたい人は、耳マッサージ（40ページ参照）をして、耳をやわらかく保ちましょう。

顔をキリッとしたければ、ふくらはぎを下向きに引く

このケアでは膀胱経を利用します。膀胱経は、目頭のあたりから、頭の上を通り、首の後ろ、背中、ふくらはぎを通って足先までつながっている経絡です。そのため、ふくらはぎを下向きに引っぱれば、つながっている顔が上向きに引っぱられ、キリッと引き締まるというわけで

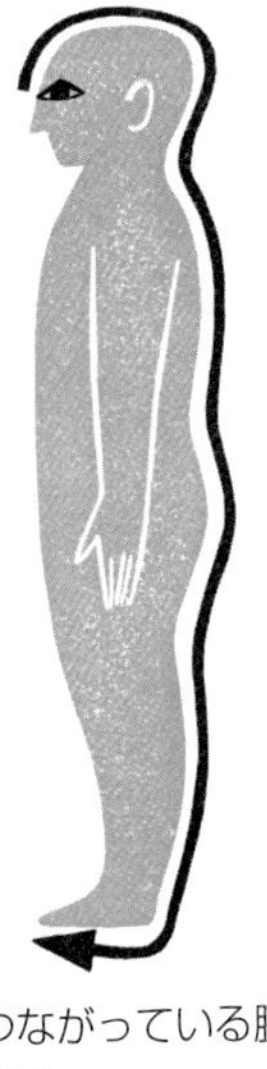
顔までつながっている膀胱経を下に引く。

す。西洋医学の、筋肉は筋膜でつながっているという考えと一致します。

ふくらはぎの真ん中のラインに、両手の親指を当て、押しながら下に引っぱります。座ったままでかまいません。いつ行ってもよいですが、1日1回、入浴後や寝る前に行うのがよいでしょう。

アキレス腱を伸ばすようなふくらはぎのストレッチも有効ですし、ふくらはぎを上から下になでるだけでも効果があります。即効性があるというよりは、長く続けることで、気づいたら顔の張りが保てていると実感できるようなタイプのケアです。

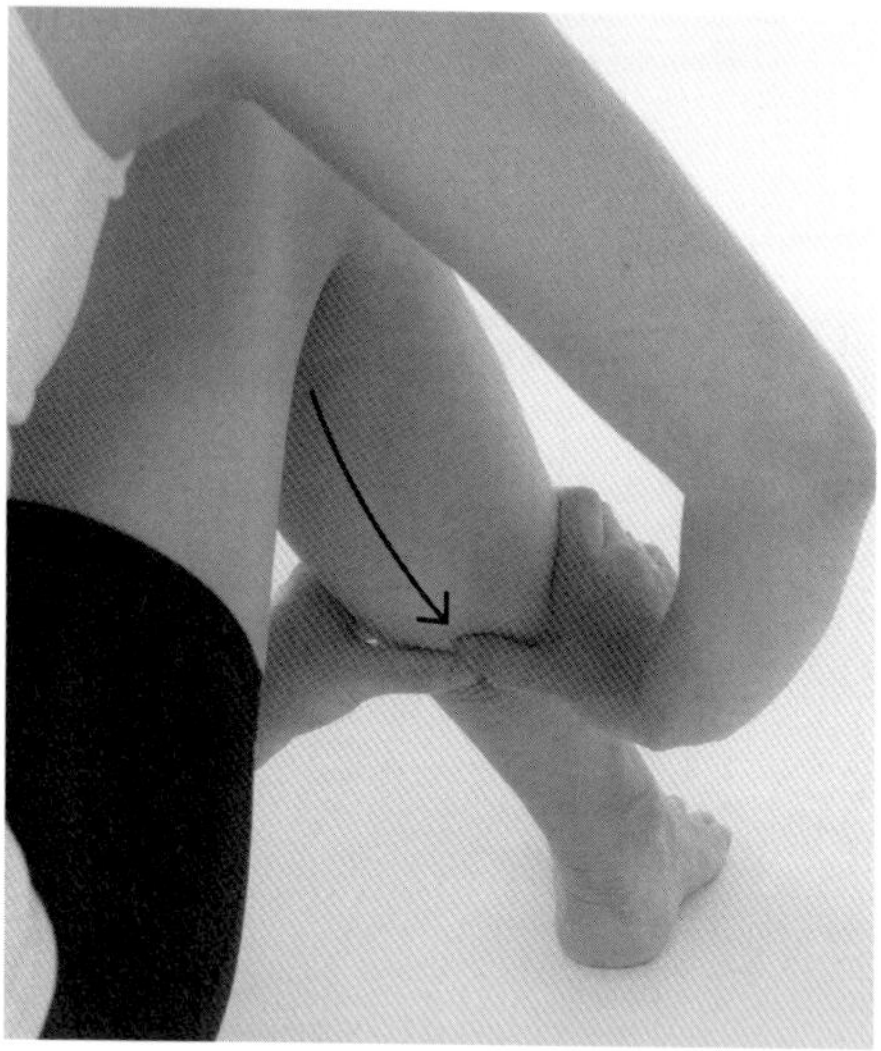

両手でつかむようにし、真ん中のラインを押しながら下に引いていく。

ふくらはぎの筋肉は、静脈の血を心臓に戻す筋ポンプの働きをしており、第二の心臓といわれるほど血流を作り出す力が大きい筋肉です。マッサージでやわらかくすれば、血流がよくなり、冷えを予防することもできます。夏のエアコンによる冷えの対策にもぴったりな方法です。

電車内での汗、困ったときの呼吸法

汗を止めたいとき冷やすとよい場所は、大きく三つあります。すぐに効果がみられるのはわきの下、そして首です。保冷剤などを当てて冷やせば、直接的な冷たさも感じられ、心地よいでしょう。

手首を冷やすのは、最も簡単な方法です。拍動しているところに、冷たい飲み物の容器や保冷剤などを当てて冷やし、熱を放散することで汗を抑えます。

もう一つ、電車の中でも体を冷やす方法があります。舌をUの字のように曲げて、スーッとゆっくり息を吸うことです。舌の間を通る空気が冷たく感じられるはずです。冷たい空気を体内に入れることで体が少しだけクールダウンします。

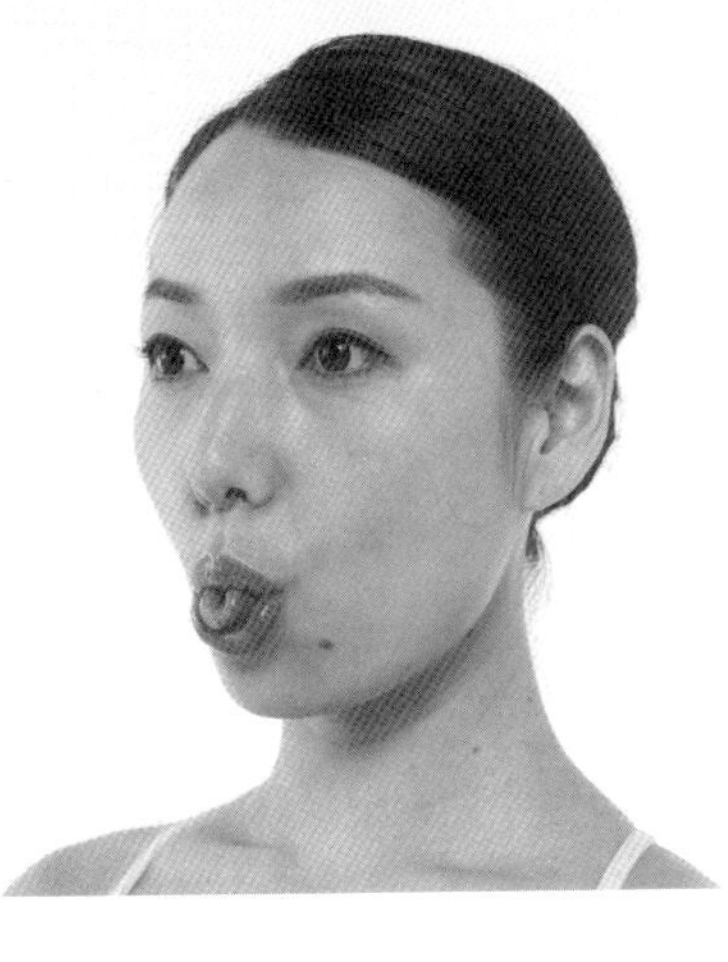

舌の間に空気を通して吸うと、涼しさを感じられる。

のぼせが強いときは頭をチクチク、それから足首をよく回す

体の熱が上にばかりたまってしまうと、のぼせが起こります。陰陽の考えでは、陽の気は上に、陰の気は下にいきやすい性質をもっています。そのため、気が正常に流れていないと、上には陽が、下には陰がたまってしまいます。上半身と下半身の間を熱がうまく行き来していない状態で、東洋医学ではこれを「上熱下寒」といいます。

まず、爪を立てて頭頂部をチクチクと軽く刺激して、上から熱を抜きましょう。穴をあけて、湯げを出すイメージです。

次に足首をよく回します。自分では気づいていない人も多いのですが、上熱下寒になっている人は、いわゆる「冷えのぼせ」の状態で足がとても冷えています。足の指の間が冷たく湿っているのが、足の冷えのあらわれです。足首を回して上の熱を

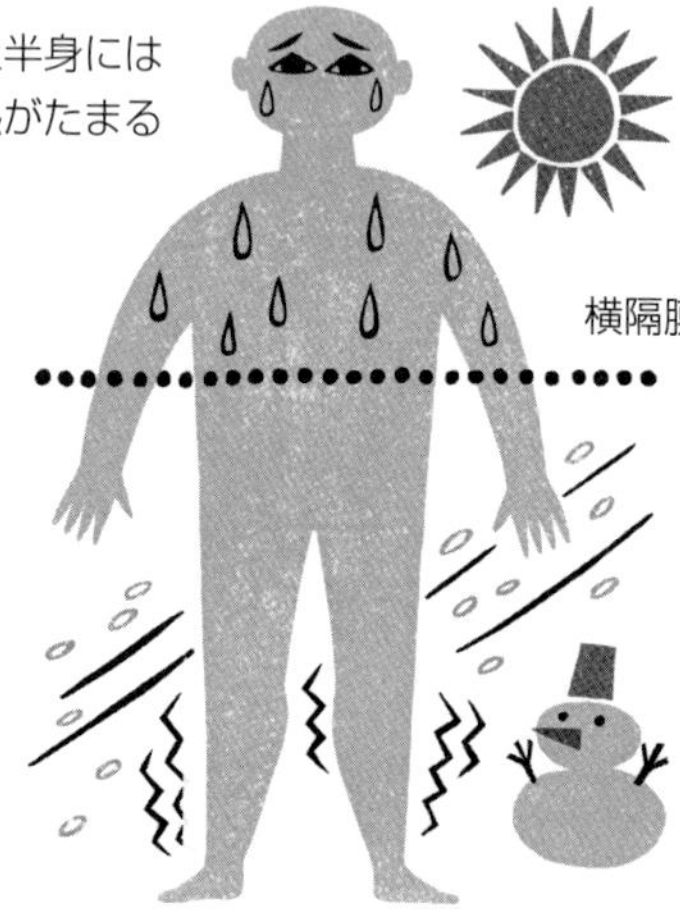
上半身には
熱がたまる
横隔膜
下半身は冷えていて
熱がうまく行き来できていない

下に引き下げましょう。右にも、左にも同じだけ回し、両足とも行います。

上下の熱がうまく行き来できない原因のひとつには、間にある横隔膜がかたくなっていることがあげられます。横隔膜がかたいときには、胃のちょうど後ろ側の背中の筋（背骨の両側の盛り上がった部分）もかたくなっているはずです。

かたくなった背中の筋には「膈兪《かくゆ》」という横隔膜と関係の深いツボがあります。膈兪の「膈」とは横隔膜のことです。背中の筋を伸ばし、膈兪を刺激して横隔膜をやわらかくしましょう。

両腕をあげて、全身をぐーっと伸ばします。背中の筋がやわらかくなると、食べたものがよく消化されるという効果も得られます。ダイエットにも、気持ちを上向きにするためにも利用できるストレッチです。

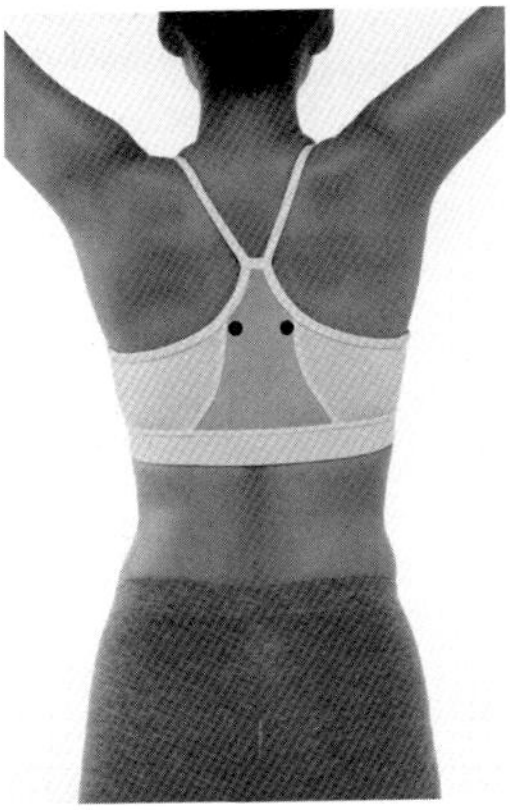

膈兪
呼吸や胃の不調、ヒステリーなどに効果がある。

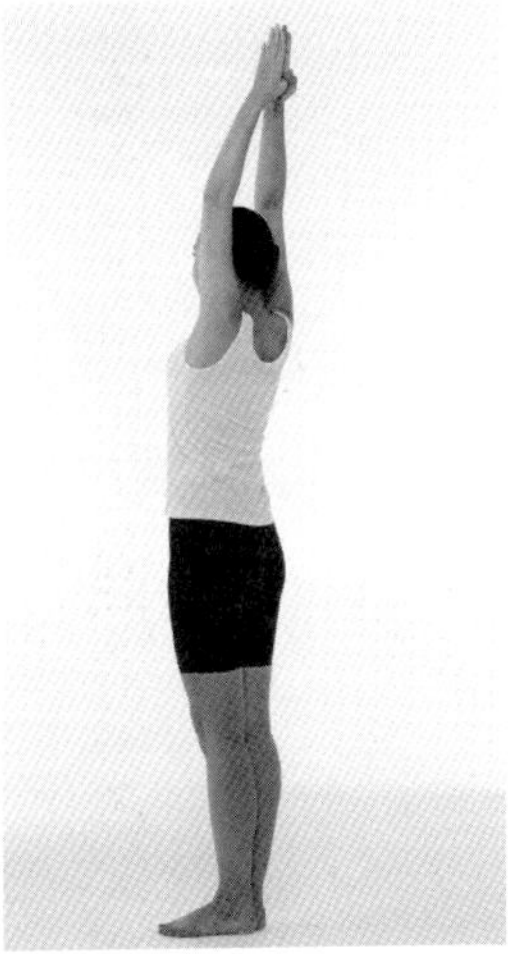

背中の筋を意識して、息を吐きながら上に伸ばす。

中脘に拍動を感じ、圧痛のある人は瘀血症。押して散らす

おへそとみぞおちの間にあるツボ「中脘《ちゅうかん》」（61ページ参照）を押したときに、拍動を感じ、かつ痛みを感じる人は、東洋医学でいう瘀血症《おけつしょう》の状態になっています。古くなりドロドロした悪い血がたまった瘀血は、男性より女性に多くみられます。月経時にドロッとした塊が出て、月経痛のある人は瘀血症の疑いがあります。

血の流れが悪くなることで、吹き出物やシミ、目の下のクマなどができやすくなるほか、肩こり、腰痛、腹痛、冷えなど、さまざまな症状があらわれます。血のめぐりは、メンタルとも関係しているため、ストレスがたまり気分がふさぎ込む、落ち込むなど精神的な不調を抱えていることもよくあります。

瘀血は押して散らしましょう。中脘を、普通のツボ押しより少し強く長めに押します。息を吐きながらグッと7秒押して、ゆっくり戻し、また押すといった感じです。あおむけになって押すと力が入りやすく押しやすいでしょう。血の流れをよくするために、温めるのも効果的です。ふだんからおなかや腰を冷やさないようにしましょう。ストレッチやウォーキングなどの適度な運動は、血行をよくして、ストレス解消にも役立ちます。

足首冷やしは厳禁！　蒸しタオルで温めて

首、手首、腰、足首の四つは冷やしてはいけない場所です。どこを冷やしてもそのほかの三つの場所に悪い影響が出ます。足は陰にあたるため、足首はとても冷えやすく、とくに温かくしておきたい場所です。

足首には腎の経絡があり、足首が冷えると体内を流れる水が冷え、体が冷えます。女性は、男性よりも冷えやすく、足首の冷えは、すぐにむくみとなってあらわれます。さらに、月経痛や、月経不順などのトラブルも引き起こし、若いときから、ずっと足首を冷やす暮らしをしてきた人は、のちのち婦人科系のトラブルに苦労しがちです。冷えは、不妊の原因のひとつにもなります。

たとえ真夏でも、足首は冷やさないように靴下を履いて過ごすのがベストです。おしゃれのために靴下を履きたくないという人は、せめて家にいるときだけでも、足首が隠れる長さの靴下を履くようにしましょう。外出時には、ストッキングを履くだけでも違います。冷えを自覚している人は素足で長時間過ごすのは避けましょう。

冷えてしまった足首は蒸しタオルで温めます。夏も冷房で足元が冷えます。家に帰ったら蒸しタオルを足首に巻いてじんわりと温め、その後、足首回しをして血流をよくしましょう。むくみ防止となるだけでなく、足首にあるツボ「太渓《たいけい》」（55ページ参照）も温まり、疲れがとれて元気になります。

足がほてるという人も、気持ちがいいからと冷やしてはいけません。ほてっているときは、血のめぐりが停止しているからです。東洋医学では、肝の動きが血のめぐりを生み出すと考えます。肝の動きが鈍くなり、結果としてほてりを感じるのです。冷やすのは逆効果、ますます冷えが深まります。足首は温めることで血が動きはじめます。

女性の不調に特化したツボ「三陰交」

足首の少し上に「三陰交《さんいんこう》」があります。月経痛、月経不順、不妊、更年期障害などの婦人科トラブルに効果を発揮するツボで、「女三里」（足三里のように万能でとくに女性疾患に効果がある）ともいわれる、女性にとって重要なツボです。消化器の働きを高める効果もあり、腰痛緩和の効果もあります。

三陰交はその名のとおり、三つの陰（肝経・脾経・腎経）が交わっている場所で、とても冷えやすく、また、冷えがたまりやすいところです。女性はもともと陰なので、四つの

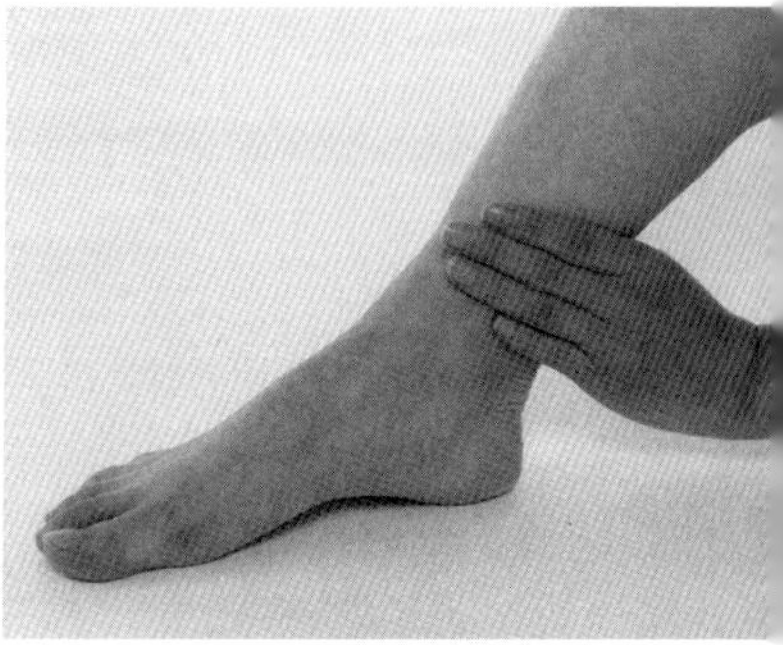

三陰交
内くるぶしの上に小指を当てて、指４本分上、骨のきわ。

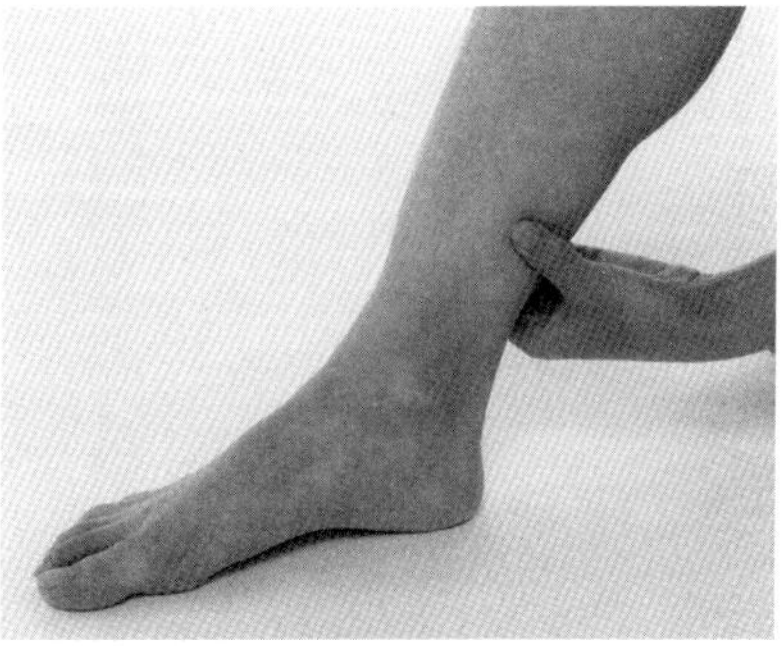

軽く、骨に向かって押す。

陰が重なり、さらに冷えやすくなっています。

足首を温めるときは、三陰交まで温めるようにしましょう。足首から三陰交まで、手のひら一つ分の範囲が、女性にとって、非常に大事な部分、冷やしてはいけない部分です。年齢は関係ありません。

三陰交は安産や逆子を治すツボとしても知られています。実際に、三陰交への刺激で、お産が進むということもあるようです。子宮とダイレクトにつながっているので、妊娠中には、あまり強い刺激を与えるのは避けるべきと考えられています。軽く押したり、なでたりするだけにしましょう。スムーズなお産をめざすなら、何より三陰交を冷やさないよう、温かくしておくことです。出産前後はとくに、目を使いすぎないこともたいせつです。

5センチ以上のヒールを履いてはダメ

高いヒールの靴を履くと、足首に負担がかかります。また、かかとが上がることで、膝が曲がりやすくなり、膝や腰にも負担がかかります。履き慣れていない人が、高いヒールを履いたときの姿勢を考えるとわかるでしょう。

関節同士は連動しているため、足首にかけた負担は、膝、腰、首へと、長い時間をかけてだんだん上がっていき、歳をとってから、腰や首の不調となってあらわれることがしばしばです。40代くらいで、何をしても腰の痛みがとれないような人には、足首がガチガチになっている人が多くいます。足首を回そうとしても引っかかって、うまく回りません。

自分ですっかり忘れていても、若いときに足首を悪くしていて、それが影響しているのです。このような人は、足首を治療して動きをよくすることで腰痛も改善していきます。

年齢をへても長く健康に過ごすために、5センチ以上のヒールを履くのはできるだけ避けましょう。歩きやすさを考えると、衝撃を吸収するインソールの入ったぺたんこの靴がいちばんよいのですが、仕事柄どうしてもというかたは3センチくらいのヒールがよいでしょう。

とはいえ、高いヒールの靴を履かなければならないこともあります。そんなときは、ふくらはぎのケアをしましょう。

ヒール靴を履いているときは、足の前面が下向きに引っぱられ、そのせいで、ふくらはぎの筋肉はずっと緊張し続けています。高いヒールの靴を履くと、ふくらはぎがキュッと引き締まり、足首もすっきりきれいに見えるのは、そのためです。

座ったときにふくらはぎを上から下になでるだけでも、緊張が少しゆるみます。家に帰ってヒールを脱いだら、太もも、ふくらはぎと順にマッサージをして緊張をほぐし、足の疲れをしっかりとっておきましょう。

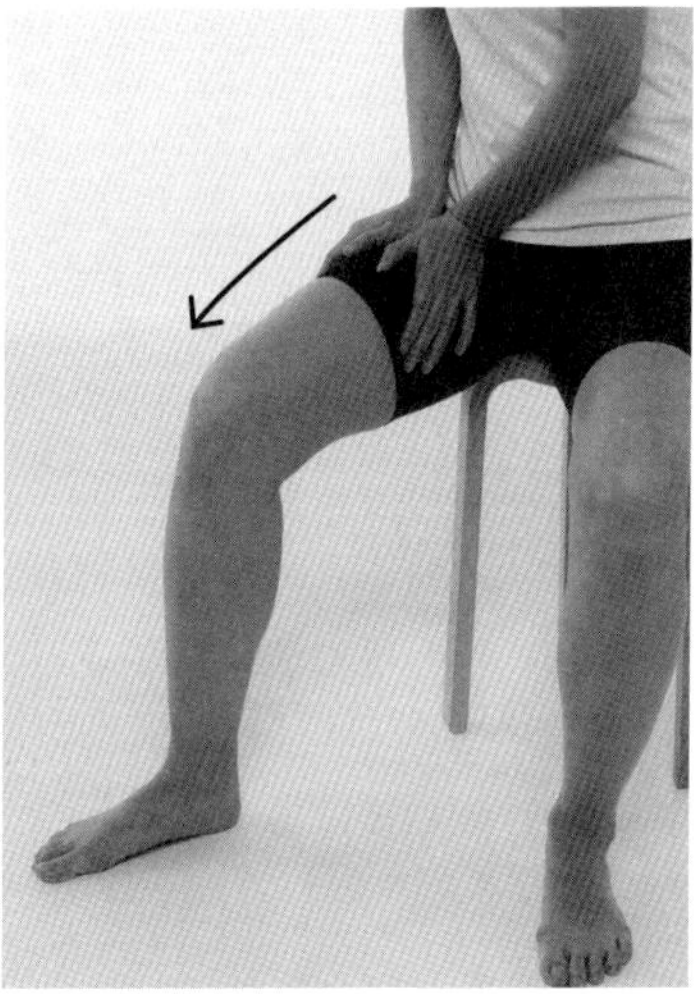

太ももを上からマッサージ。足のつけ根から膝まで手根部で押していく。

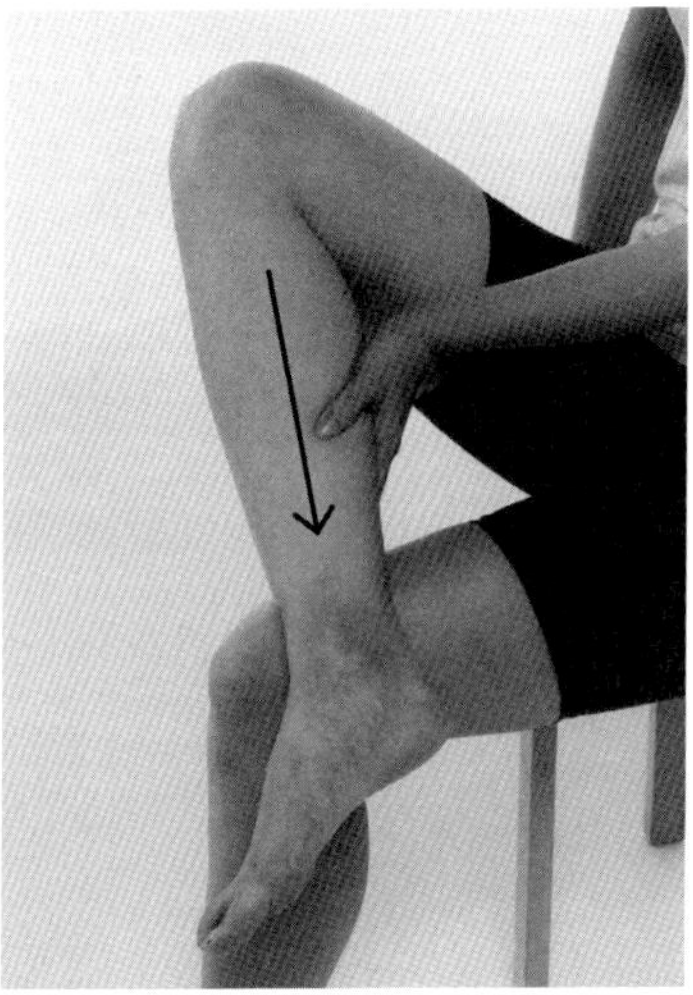

太ももがすんだら、ふくらはぎ。手のひらで上から下に押していく。

女性のおしりは冷えをため込みやすい、「仙骨」を温め月経痛も改善

おしりにはたくさん脂肪がついています。これは内部にある骨盤や重要な臓器を守るためで、意味もなくついているものではありません。おしりは体の中でも大事な部分です。とくに、おしりの真ん中にある仙骨《せんこつ》が固まっていない12歳くらいまでは、気をつける必要があります。叱るときに、子どものおしりを強くたたいたりするのはよくありません。女の子なら、将来、婦人科系の疾患につながる心配すらあります。

たくさんの脂肪は内部を守る反面、冷えやすく、温まりにくいという性質をもっています。脂肪の奥に入り込んだ冷えは、なかなか外に出てこられず、脂肪が一度冷えると、保冷剤のようにいつまでも冷たいままなのです。女性のおしりは、男性にくらべて脂肪が多いため、より冷えやすく、冷えがなかなかとれません。

おしりは冷やさないようにするのが鉄則です。冷たいスチール製などのいすにはそのまま座らず、クッションを利用するなど、ふだんから工夫しましょう。小さな冷えがたまると、いつか大きな病気となってかえってきます。

おしりが冷えてしまったら、おふろで温まるくらいではとれません。いちばんいいのは、仙骨にある八つのツボにお灸をして温めることです。自分でするなら、ホットパックやカイロなどを仙骨に当てて温めること。また、熱めのシャワーや、温かいドライヤーの風を当てて温めるのもよい方法です。ピンポイントで温めることで、熱が入りやすくなります。月経痛がつらいときにも、腰より、仙骨を温めたほうが効果的です。

おしりの筋肉を鍛えることも、冷えの予防につながります。そのためにはまず、座り方がたいせつです。おしりの筋肉がない人は真っすぐに座っていられません。左右のおしりがしっかりとつくように深く座りましょう。

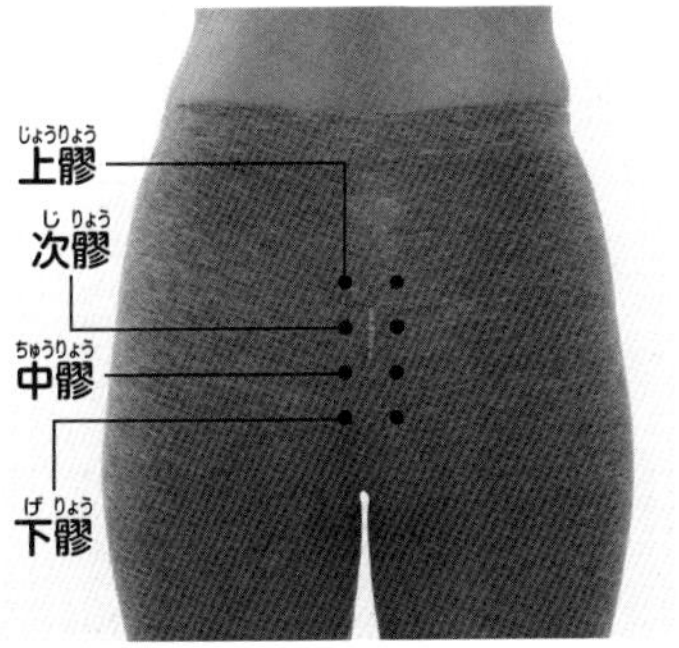

仙骨には八つの穴があいていて、八つのツボの位置と重なっている。

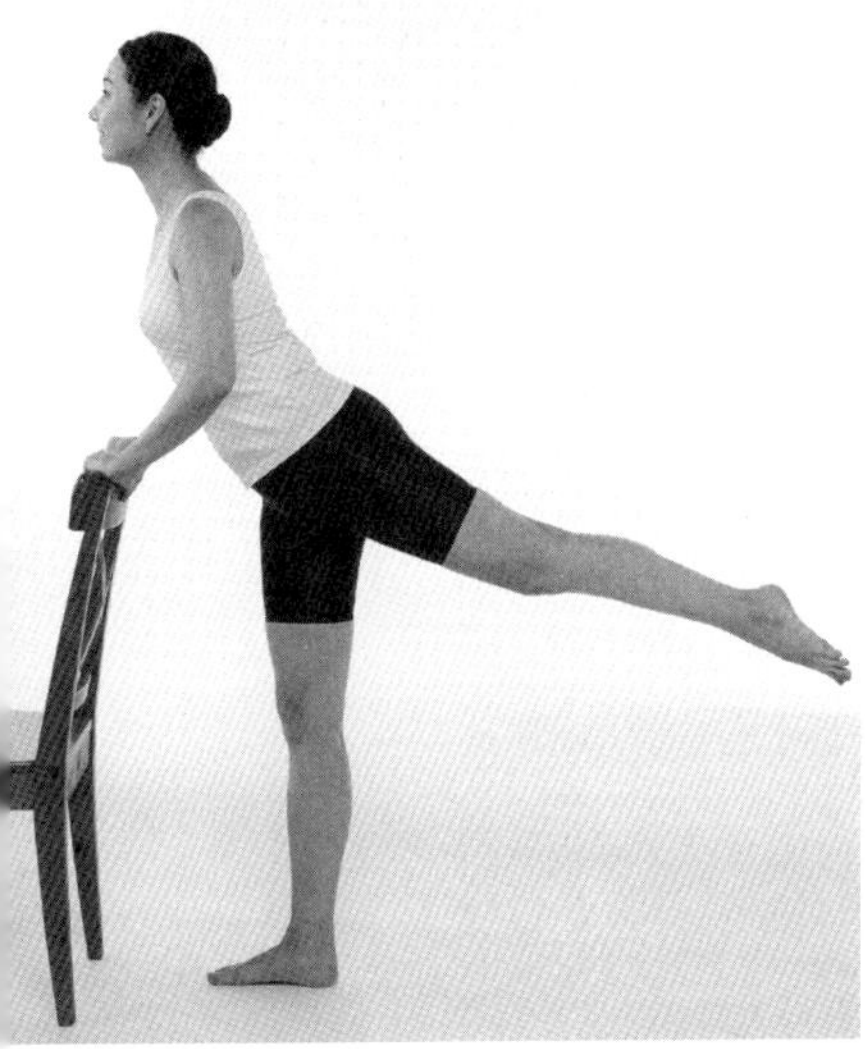

いすの背などにつかまって、ゆっくりと後ろに足をあげ、おしりの筋肉を鍛える。勢いをつけて反動であげてはダメ。

疲れた顔を見せたくないときに、寝る前に3カ所のツボ押し

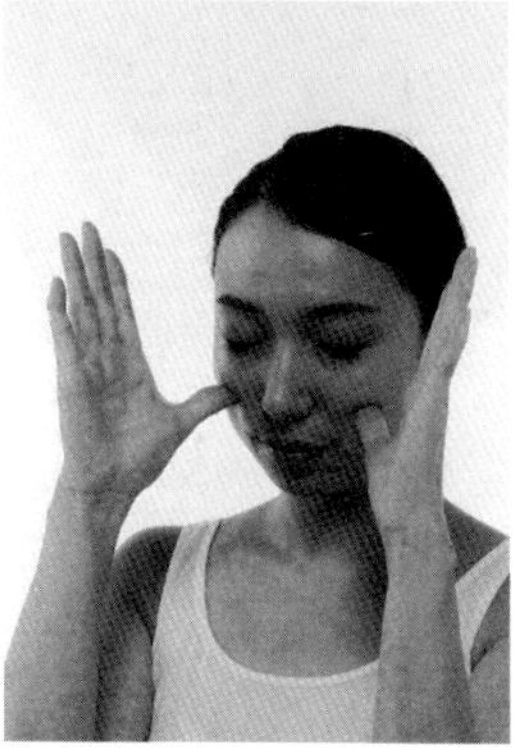

顴髎
目尻ラインにある頬骨の下のくぼみ。頬に張りが出る美顔のツボ。

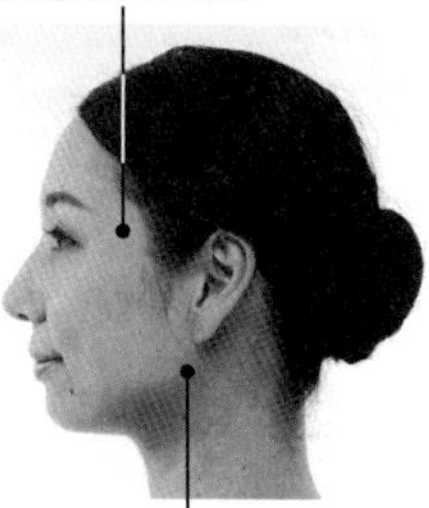

太陽
目尻と眉尻の間のくぼみ。こめかみにあるツボ。眼精疲労などにも。

頬車
奥歯をかみしめたときに筋肉が盛り上がるところ。たるみや二重あごの予防。

翌日、大事な人と会う約束がある、写真を撮る予定があるといったときに、疲れた顔にならないためのケアです。疲れていて一刻も早く寝たいとき、しっかりケアできる時間がとれないときにも手軽に行えます。

寝る前に、「顴髎《けんりょう》」「太陽《たいよう》」「頬車《きょうしゃ》」の3カ所を軽く押しておきましょう。たったこれだけで翌朝起きたときに目がぱっちりと大きく開き、写真映えがする顔になります。肌がふっくらして、化粧ののりも違ってきます。

起きたら、顔がむくんでいたというときにも、あわてずこの3カ所のツボをやさしく押しましょう。むくみがとれます。

コラム

フェイスマッサージで経絡を動かす

フェイスマッサージで、ふだん使っていない筋肉を動かし、顔の経絡やツボを刺激しましょう。肌の保湿力も高まり、シワ予防、ハリ感アップ、くすみやむくみの解消、フェイスラインの引き締めなど、さまざまな効果が得られます。男性も、フェイスラインをととのえることですっきりした印象を与えることができます。

顔の皮膚は強く刺激すると傷つきます。クリームなどを塗ってやさしく行いましょう。通して行えないときは、気になる部分だけ行ってもかまいません。目を見開く、大きく口をあけるなど、ふだんから意識して、顔の筋肉を動かすこともたいせつです。

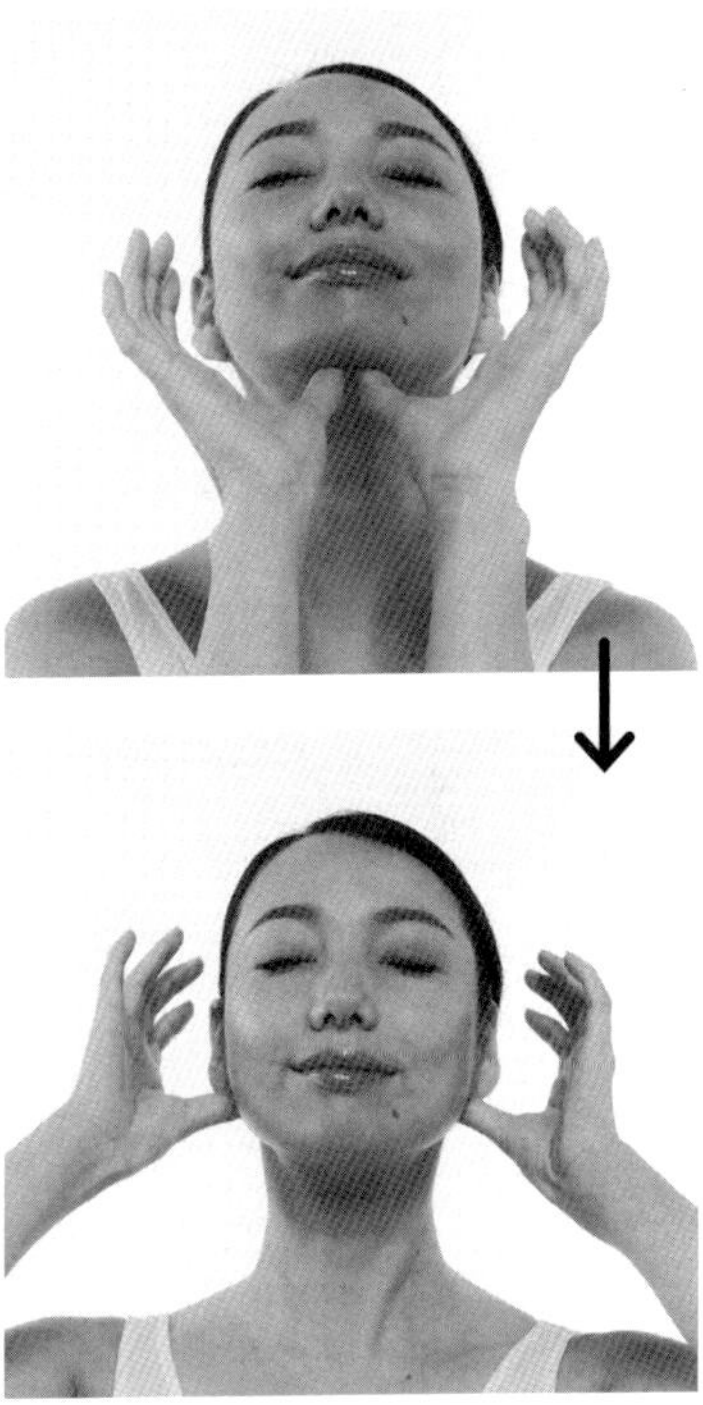

1

あごの下に親指を入れ、フェイスラインに沿って骨を少しさわるくらいの力かげんで押しながら耳の後ろまで進む。皮1枚つまむようにして行ってもよい。あごと首のメリハリをつける。

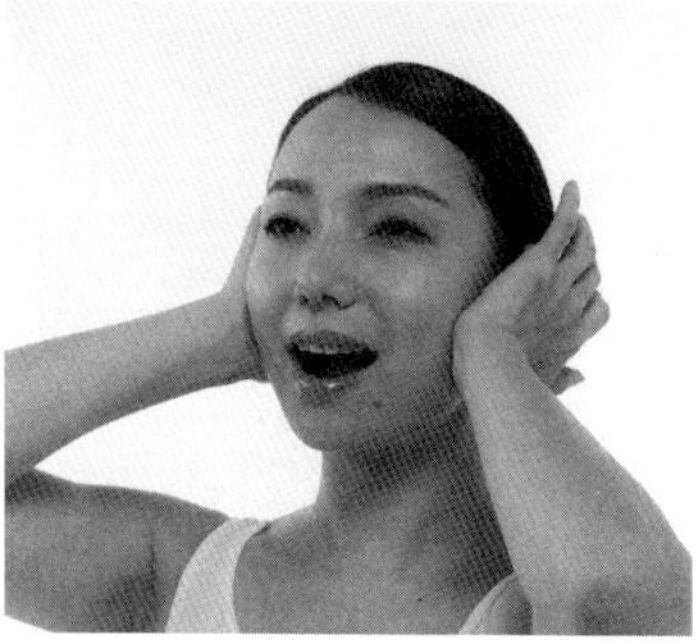

2

えらの部分（頰車）に手根部を当て、口を軽くあけて前から後ろに回すようにていねいにマッサージする。緊張をほぐす効果もある。

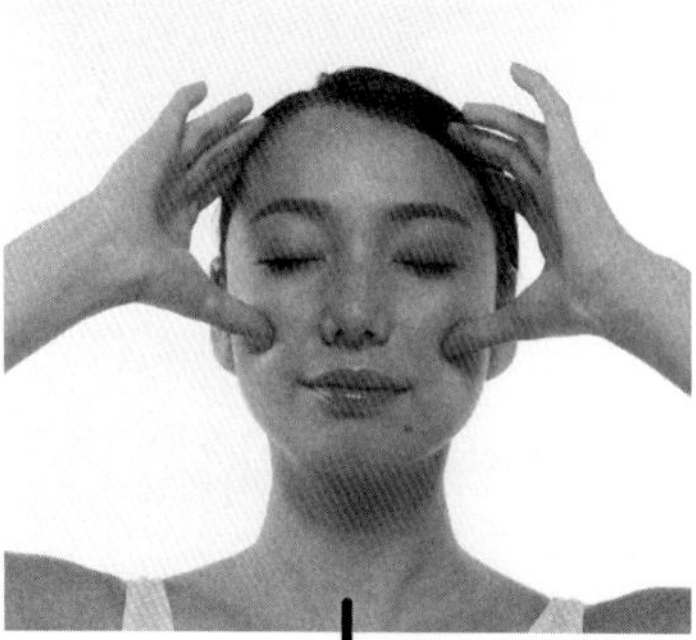

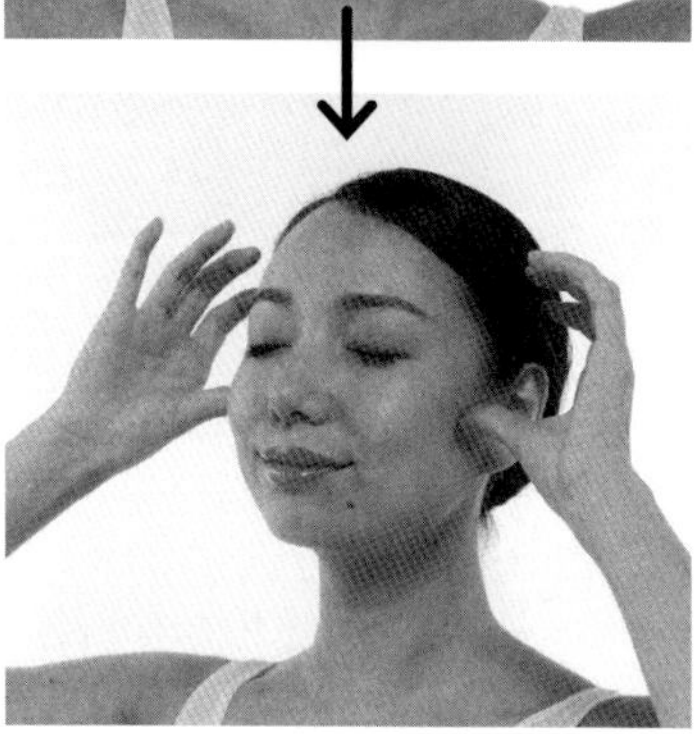

3

頰骨のいちばん出っぱっているところに、親指か人さし指を当て、3秒ほど指圧。頰骨のラインに沿って位置をずらしながら同じように指圧していく。耳の穴の前あたりまでていねいに行います。

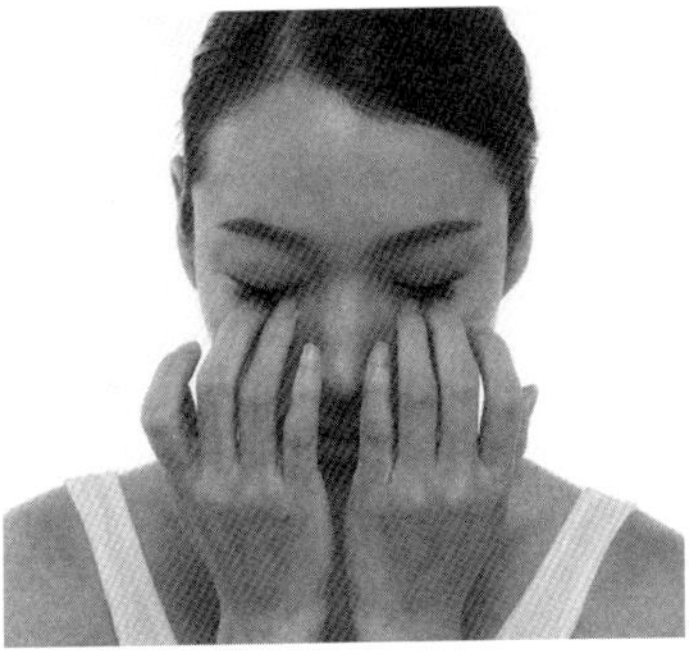

4

目の下の骨のところに人さし指か、人さし指と中指の2本を置き、眼《がん》窩《か》に指を入れるようなイメージでやさしく指圧。目の下のくすみやクマに効果あり。

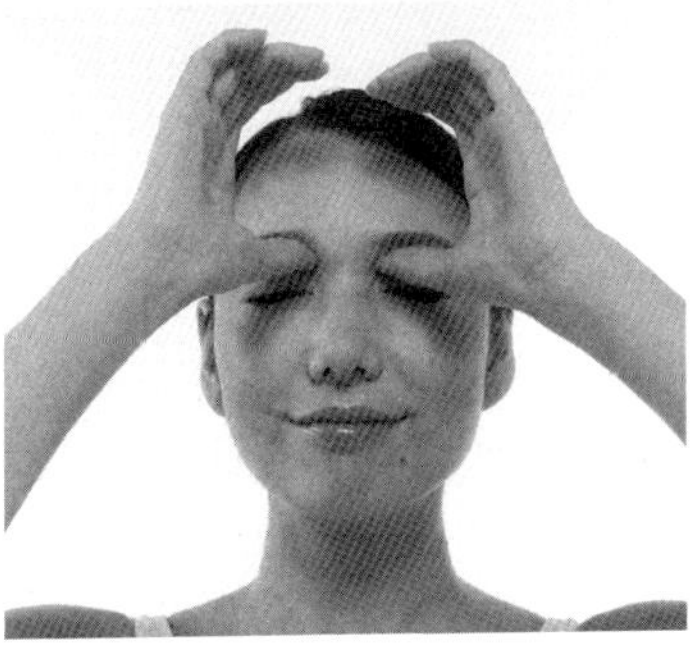

5

目頭の上の骨に親指を当て、骨を押し上げるようにやさしく指圧。目がすっきりする。

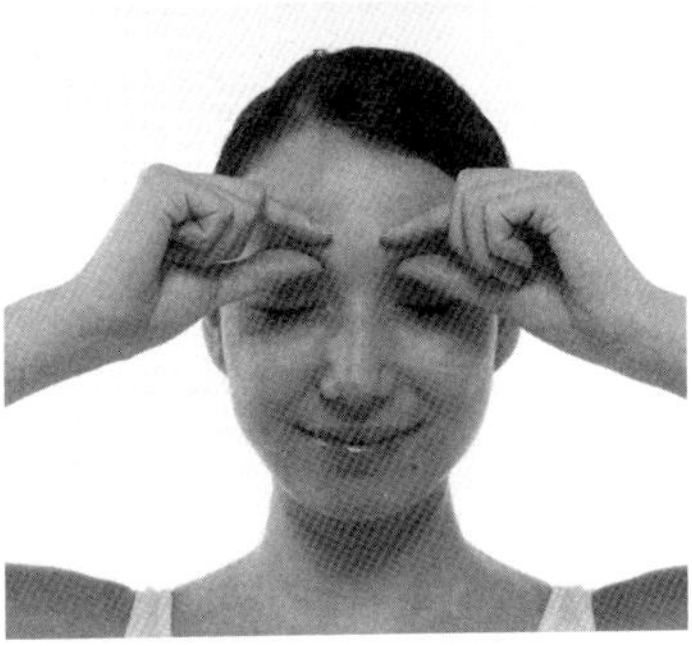

6

眉頭から眉尻に向かって、眉毛を軽くつまんでいく。眉毛の上にも両端と真ん中にツボがある。

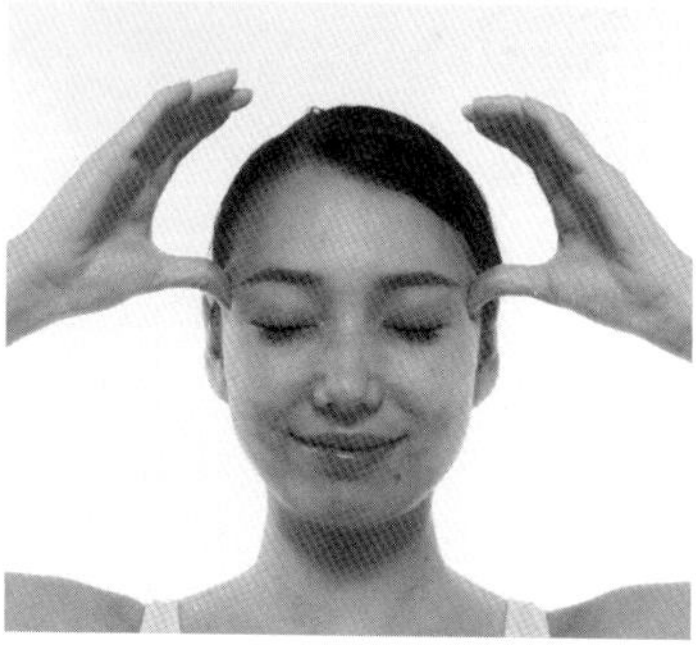

7

こめかみ（太陽）に親指を当て、まっすぐ中に入れるイメージで、じっくりと指圧する。目尻のシワとりに。

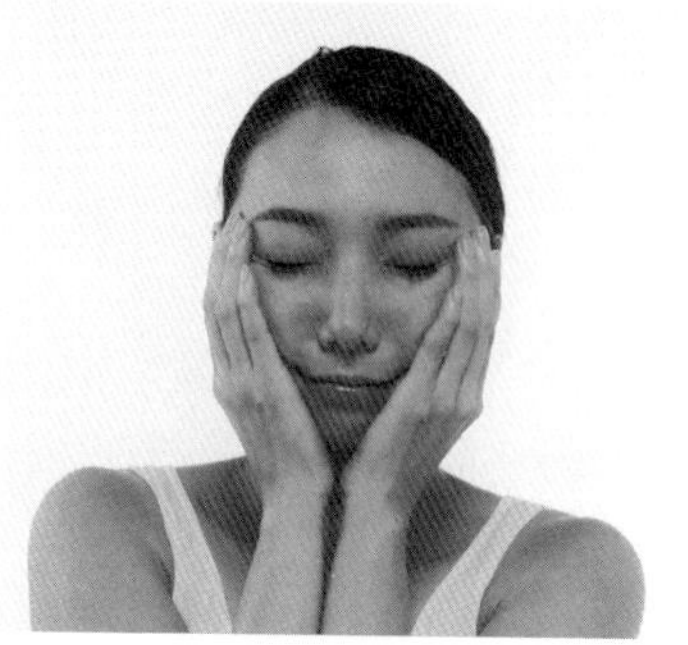

8

手根部があごの中心にくるように、手のひらを頬に当てて、そのまま少し上に向かって持ちあげる。手の温かさが頬全体に広がるように。

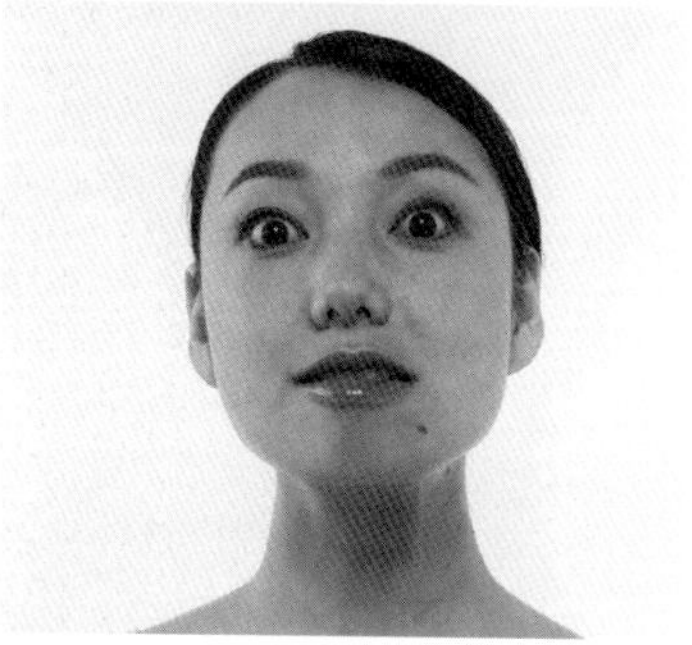

9

目を大きく見開き、口角をあげて、頬の前の筋肉を持ちあげるようにあごを前に突き出す。ほうれい線が深くなる前の予防になる。

Part 6

赤ちゃんと子どものための自律神経トリートメント

お湯を入れたペットボトルで便秘&下痢予防

赤ちゃんの便秘&下痢のケアには、ペットボトルが役立ちます。ホット専用のペットボトルに、人肌程度のお湯を半分ほど入れます（ミルクを作るときの温度が目安）。お湯を入れたペットボトルはポチャポチャと音が出て、赤ちゃんは喜んで興味を示すことでしょう。この遊び道具のようなホットペットボトルを、赤ちゃんのおなかの上でコロコロ転がします。

大腸は右下から上にあがる上行結腸、右上から左上につながる横行結腸、左上から下にさがる下行結腸とつながっていて、その中を便が移動していきます。ですから便秘の場合は腸と同じ方向（時計回り）に、下痢の場合は腸と反対の方向（反時計回り）に動かします。温めながら腸を刺激することで、便秘にも下痢にも改善効果があります。

赤ちゃんと遊ぶ感覚で、おなかをコロコロすると、体が温まってよく寝てくれるので、一石二鳥です。

便がかたくなる原因には、体の中によけいな熱があって水分を乾かしてしまう場合と、

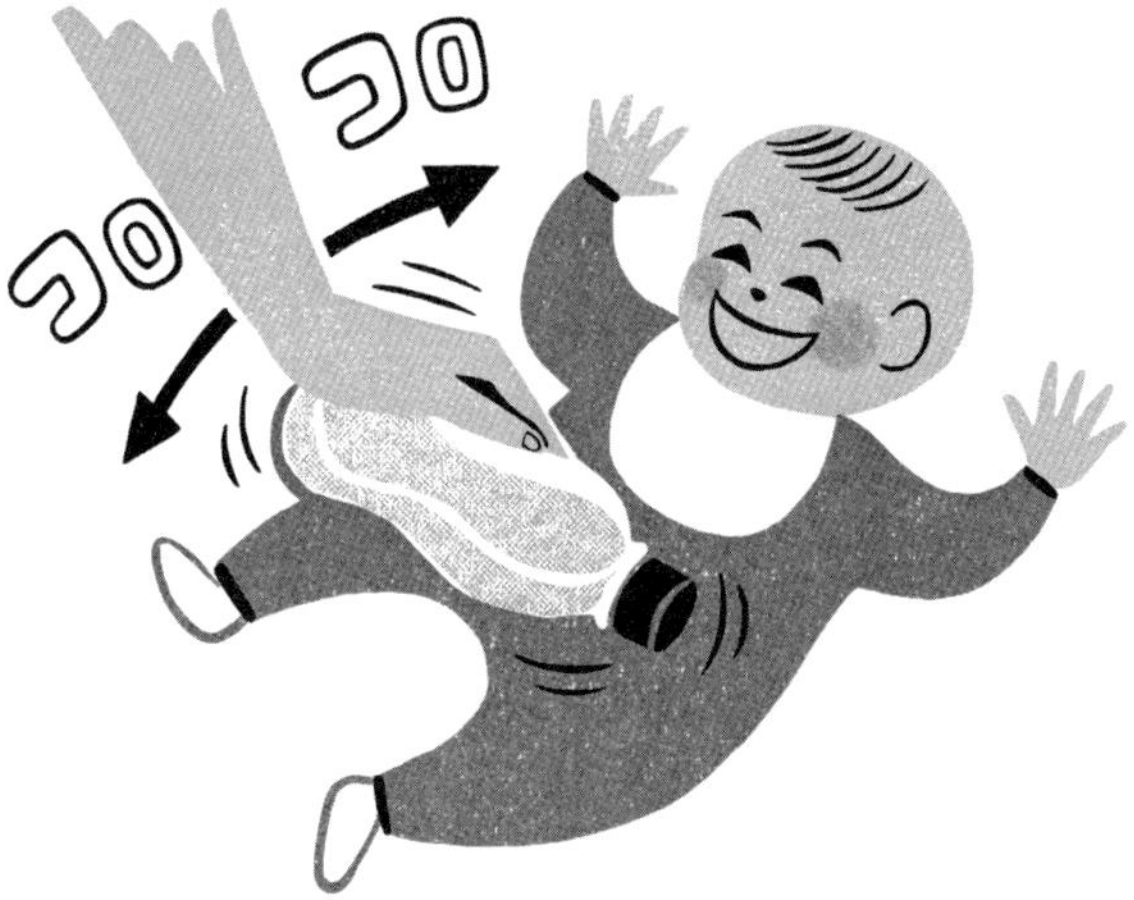

水分を作る機能が弱い場合があります。便秘には水を飲むといいというのは、このどちらにも効果があるからです。子どもの便秘は、脾《ひ》気《き》虚《きょ》といって、体の中に悪いものをため込んでしまうのでよくありません。もともと人間は、体の中にため込む傾向があります。しかし、ため込むことは体によくない場合が多いので、汗をかくと気持ちがいい、便を出すと爽快というように、出すことが快楽になっています。将来ため込む体にならないよう、子どものうちから便秘のケアをしっかりしておきましょう。

　子どもの便秘は、家庭環境のストレスによって気の流れが滞り、腸の動きが悪くなることでも起こります。生活の中で、なにかストレスになっていることがないかを見直すことも必要です。

子どものかぜは発散させて治す

東洋医学では、熱は体の中の正気《せいき》が、侵入してきた邪気《じゃき》と戦っているために出ていると考えます。これを「正邪《せいじゃ》の闘争」といいます。そんなときに解熱薬を使うと、正気の攻撃を停止させることになってしまいます。熱が出るのは、体の中に正気がある証拠。熱を出し、発散させて治すのが東洋医学の考え方です。

子どもは、熱が出ても最初のうちは平気で遊んだり、走り回ったりしています。しかし邪気が勝ってくると、だんだん動きが鈍くなってきます。ボーッとしている状態になったら、邪気が優勢になっています。正気と邪気が戦っている段階では、140ページで紹介したペットボトルでおなかと手足の内側を温めるようにしましょう。ふつうのかぜで、ほかに病気をもっていない子どもであれば、かぜが経過すれば元気な体をとり戻し、だんだん丈夫な子どもに育っていきます。

高熱がしばらく続いていっこうに下がらない、けいれんする、激しく泣くといった場合には、かぜ以外の病気の可能性がありますので病院を受診しましょう。

このペットボトル療法は、かぜ予防にも効果があります。首の後ろをコロコロすると、

「身柱《しんちゅう》」「大椎《だいつい》」「風門《ふうもん》」（63ページ参照）という、かぜ予防のツボを温めることができます。おなかをコロコロさせたら、続けて首の後ろもコロコロしておくといいでしょう。

ストレスがたまっていそうなときは頭のマッサージ

子どもはうつ症状があったとしても、ただ元気がないだけと思われ、周囲に認めてもらえないことが多いようです。しかし、子どもでもストレスを強く感じていることがあり、小学生で円形脱毛症になる子もいます。成人してからうつ病を発症する人の多くは、すでに子どものときにうつ傾向にあるともいわれています。

子どもが元気がないと思ったら、舌を見てみましょう。舌を出したときに舌が震えているのは、ストレスがたまっているサインです（31ページ参照）。

ストレスがたまっていそうなときは、頭のマッサージが効果的です。48ページで紹介している頭マッサージを子どもにしてあげましょう。ただし頭のマッサージは、頭の骨が閉じていない赤ちゃんには行わないようにしましょう。

よく眠らせたいなら、首から背中のマッサージ

やっと寝たのに、すぐまた起きてしまう赤ちゃんは、首のつけ根から下に向かってさすってみましょう。首のつけ根のところにある「身柱《しんちゅう》」というツボには、昔から疳《かん》の虫がすんでいると考えられていて、そこを刺激して疳の虫を外に出すと、赤ちゃんの寝つきがよくなるといわれています。

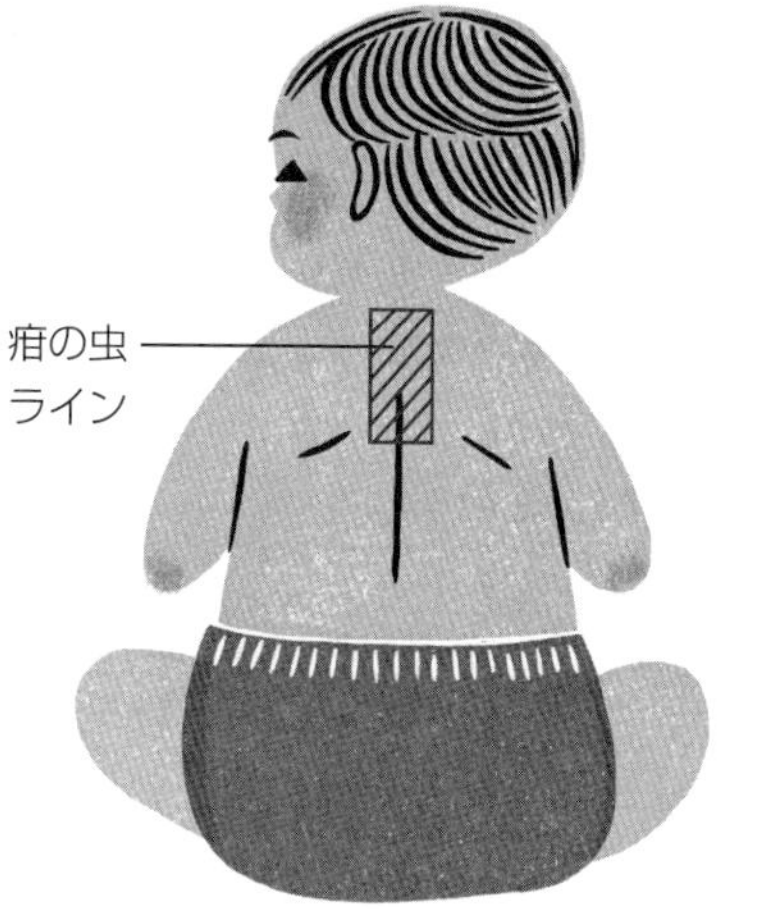

身柱から肩甲骨の内側のラインを「疳の虫ライン」といい、ここをさすると赤ちゃんを落ち着かせることができる。

また、頭のつむじのところに息をフーッと吹きかけるのも効果的です。眠っている子の頭をさわって汗をかいていたら、寝ている間に陽の気が激しく出てきているので、息を吹きかけて気を散らしてあげましょう。気が上がってくるから、急に起きてギャーっと泣きだすので、寝ている途中でもつむじに息を吹きかけると、長い時間よく寝てくれます。

落ち着きがない子はすねを下にさする

子どもは元気に動き回るものですが、なかでも陽の気が強すぎる子は、さわいだり、だだをこねたりしがちです。そんなタイプの子は、すねの外側、日光が当たる側を上から下に向かってさすりましょう。指先で気を払い落とすようなイメージで行います。おもちゃ売り場でバタバタ暴れる子にもきっと効果があるはずです。

夜、寝つきの悪い子には、疳の虫ラインをさするのに加えて、すねもさするとよく寝てくれることでしょう。

集中力をつけさせたいときは印堂とこめかみを押す

子どもに集中力をつけさせたいときは、「印堂《いんどう》」のツボ（110ページ参照）と両側のこめかみの3点をゆっくり押しましょう。前頭葉の血流がよくなるので、集中力がアップします。さらに48ページの頭マッサージもすると、より効果的です。

キレやすい子はTラインをさする

ちょっとのことでカーッとなって暴れる、そんなキレやすい子は、心包経のツボ「膻《だん》中《ちゅう》」（92ページ参照）を使います。鎖骨から膻中を通る〝Tライン〟を、胸にたまっている悪いものを抜きとるイメージで、上から下に向かってさすりましょう。

子どもは無理にやろうとすると嫌がるので、遊び感覚でお母さんがさすってあげるとよいでしょう。

朝、起きられない子は足首回し

朝なかなか起きられない子の足首を回してみると、かたくなっているのに気づくはずです。朝が弱い子は、肝が弱く、このタイプは足首がかたいのが特徴だからです。足首がかたい子は、朝、食欲がなく、朝食もあまり食べられません。また足首がかたいので転びやすく、けがもしやすくなります。

まずは、早い時間から、ぐっすり眠れるように気をくばります。それに加え、お父さんやお母さんが、子どもの足首を回して肝を鍛えてあげましょう。足首には肝経の「中封《ちゅうほう》」というツボがあり、ここを押さえながら足首を回します。寝る前でもいつでも、手があいているときでかまわないので、遊び感覚で回してあげるとよいでしょう。

時間があるときは、さらに背中の「肝兪《かんゆ》」というツボも押してあげるとより効果的。肝兪はストレスや疲労回復にも効果があるツボで、肝臓の機能を高めるところです。

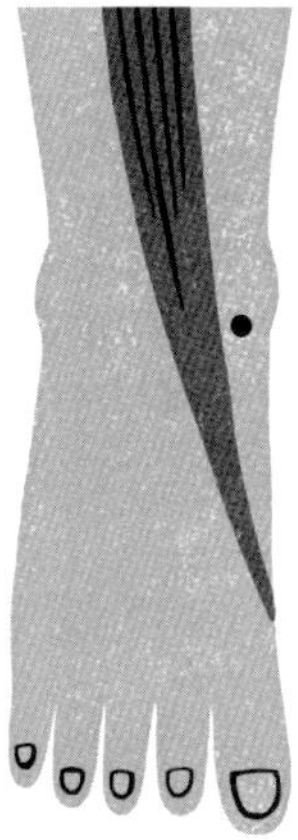

中封の位置は、内くるぶしから少し甲側にいったところのくぼみ。

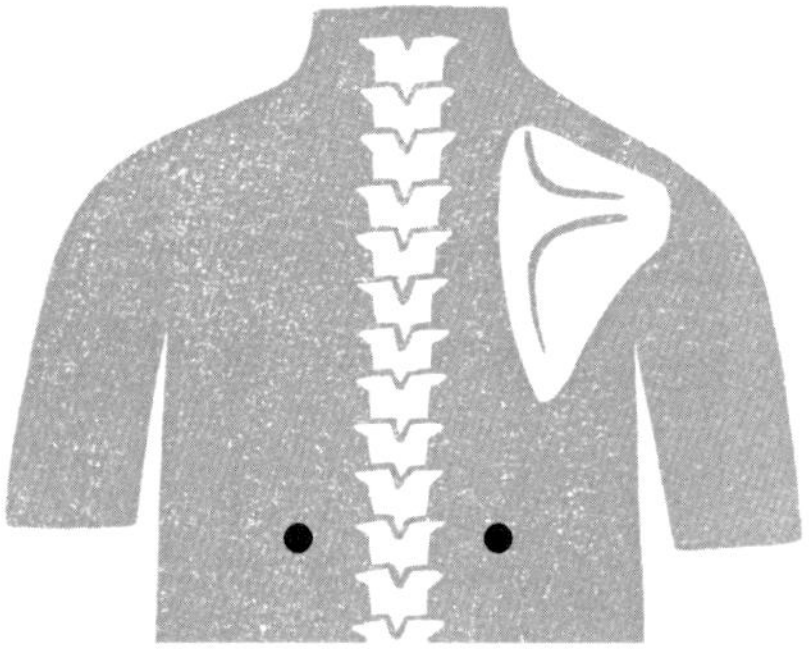

肝兪の位置は、肩甲骨の下端から指2本分さがったライン上で、背骨からすこし外側のところ。

子どもの肝・脾・肺・腎タイプ別トリートメント

抱っこでやっと寝かしつけて、そーっとベッドに置いたとたんに泣きだす子、昼間、不規則な時間に寝て夜は元気いっぱいの子、食が細くてなかなか食べてくれない子……、なんでうちの子はこうなの？と、顔をしかめるお母さんも多いことでしょう。

子どもを元気に育てるために、毎日3分、背中、手、足、頭をさするツボ健康法を行ってみましょう。この方法は、さするだけなので副作用がないうえ、スキンシップにもなるのでおすすめです。

東洋医学では、子どもは生まれつき、肝が弱いタイプ、脾が弱いタイプといったように、性質に違いがあると考えます（タイプ別診断は150〜151ページ参照）。自分の子どものタイプを知って、それに合ったトリートメントを中心に行うようにしましょう。

子どものツボ健康法

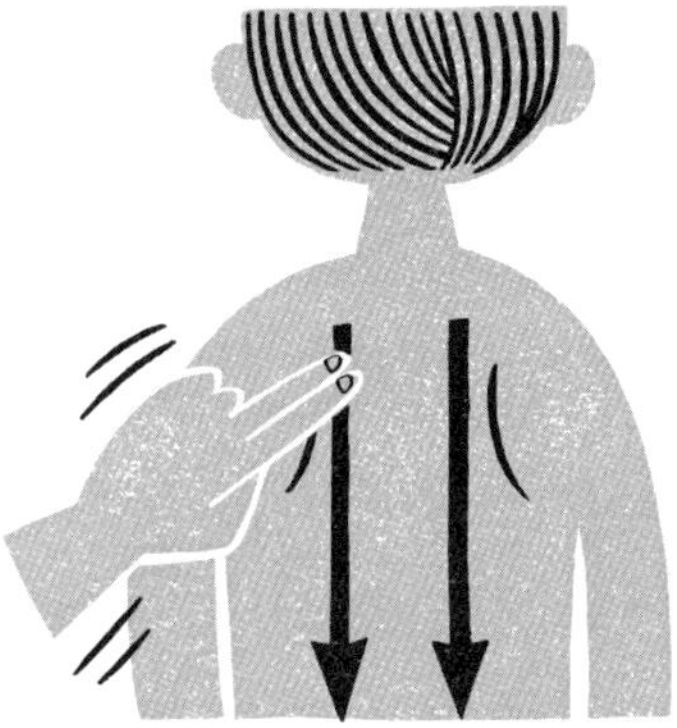

①背中
背中の肩甲骨の内側のラインを指先やスプーンで上から下に軽くさする。

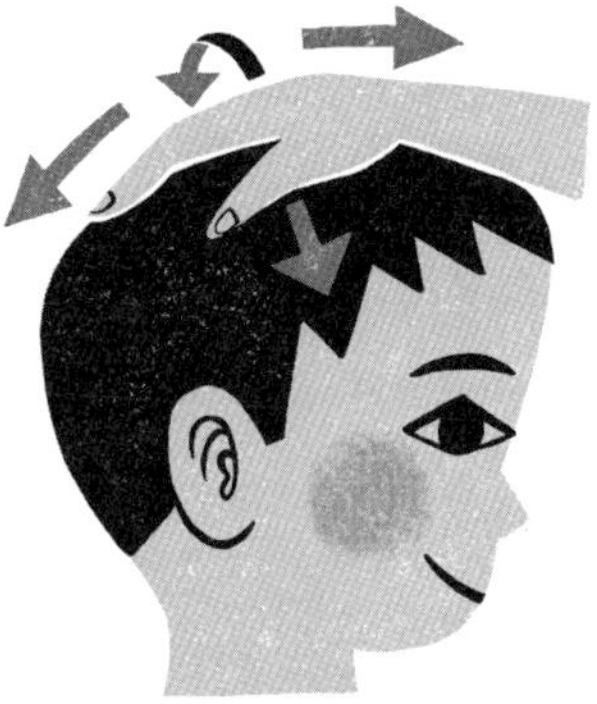

②頭
頭を頂点から前後左右に手でやさしくさわる。

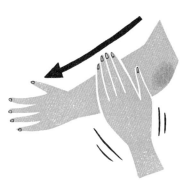

③腕
腕をひじから親指に向かってさする。

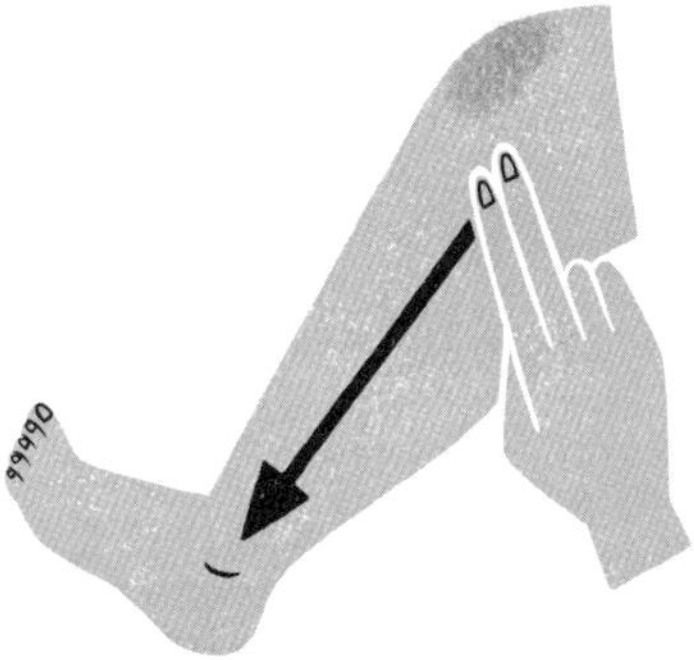

④足
足の外側のラインを下に向かって指先で軽くさする。

肝が弱いタイプ

好奇心旺盛・行動力満点！のキーキータイプ

体力も行動力もありますが、頭の中で考えていることをうまく行動にあらわせず、イライラしたりキーキーしたりするタイプです。

●体の特徴

眉間に青筋が出る、生まれたときから髪の毛が逆立っている

●出やすい症状

夜泣き、寝ぐずり、かんしゃく

●トリートメントのポイント

背中、頭を中心にさわる

脾が弱いタイプ

おなかがユルユルのゴロゴロタイプ

消化機能が弱いため、元気がなく、外で遊ぶよりもおうちにいたいタイプです。夏場はエアコンや冷たいもので下痢になってしまうことがあります。

●体の特徴

手の母指球が小さい、唇の色が白っぽい

●出やすい症状

下痢、便秘、腹痛、食が細い

●トリートメントのポイント

背中、下腿を中心にさわる

肺 が弱いタイプ

肌がガサガサのかぜひきタイプ

肌が乾燥していてうぶ毛が多い子、カサカサ肌は時には粉を吹くことも。夏場はエアコンでかぜをひきやすく、かぜをひくと鼻がグズグズしてたれてくことが多いタイプです。

●体の特徴
色白で痩せている、扁桃腺がはれやすい、かぶれやすい
●出やすい症状
かぜ、鼻炎、せき、花粉症
●トリートメントのポイント
背中、腕を中心にさわる

腎 が弱いタイプ

元気がなく疲れやすい怖がりちゃんタイプ

元気がなく、外で遊ぶのが苦手。すぐ疲れて横になりたがります。人見知りも激しく、ママの手から離れて遊びに行くことができない、かぜをひきやすい子も多いタイプです。

●体の特徴
怖がり、足の冷え、おなかの冷え
●出やすい症状
おねしょ、むくみ、足の冷え
●トリートメントのポイント
背中・腕・下腿を中心にさする

コラム

低出生体重児、早産児は補腎を

生命エネルギーの塊である腎は、目的をもってしっかりと進んでいくためにとてもたいせつなところです。しかし、低出生体重児や早産児は生まれつき腎のパワーが弱いため、腎を補うケアが必要です。腎は冷えに弱い臓。冷やすと腎の中の精気が固まってしまい、うまく回らなくなります。まずは体を冷やさないことがたいせつ。また腎の力が宿るのは足の裏の「湧泉《ゆうせん》」や足首にある「太溪《たいけい》」です。湧泉や太溪を蒸しタオルなどで包んでゆっくりもんでみましょう。

腎が弱い子は、おねしょがなかなか終わらなかったり、いつもビクビクして不安な性格になったりしがちです。女の子の場合、初潮が遅くなることもあります。気がついたときにはすぐに補腎《ほじん》を始めましょう。

小さいうちはあまりしからず、お母さん自身がゆったりした気持ちで子どもを見守ることが補腎にもなります。やさしい気をかけること、そのうえで体を冷やさない、おいしいものを楽しく食べる、夜は早く寝かせることが基本、たいせつなことなのです。

Part 7

不調を改善するための
自律神経トリートメント

眠れないときは足の状態でケアが違う

よく眠るためには、まず、おなかを温めることがたいせつだと、「毎日の養生」でふれました。それでも眠れないと困っている人は、たいていの場合、足が冷えています。足のかかとにあるツボ「失眠《しつみん》」を温めてみましょう。その名のとおり、眠りを失った人のためのツボです。

東洋医学では、かかとは腎の場所です。腎の生命エネルギーが弱ると、かかとも弱ると考えます。失眠を温めると、ストレスも緩和されて心も落ち着き、眠る力がわいてきます。深く質のよい眠りが得られます。翌日のために絶対に寝ておかないといけないのに寝つけない、というときにも効果を発揮します。また、かかとがガサガサしてきた、ひび割れてきたというときは要注意。腎が弱り、体力や免疫力が落ちています。早めのケアが必要です。しかし、足がほてって眠れないという人は、足が冷えるタイプの人とは原因が違います。頭に血がたくさん残っていて、頭が休まらず眠れなくなっているのです。こうした状況になるのは「肝虚」のためです。

肝虚とは肝が弱った状態です。肝の役割のひとつとして、昼間元気に活動できるよう、

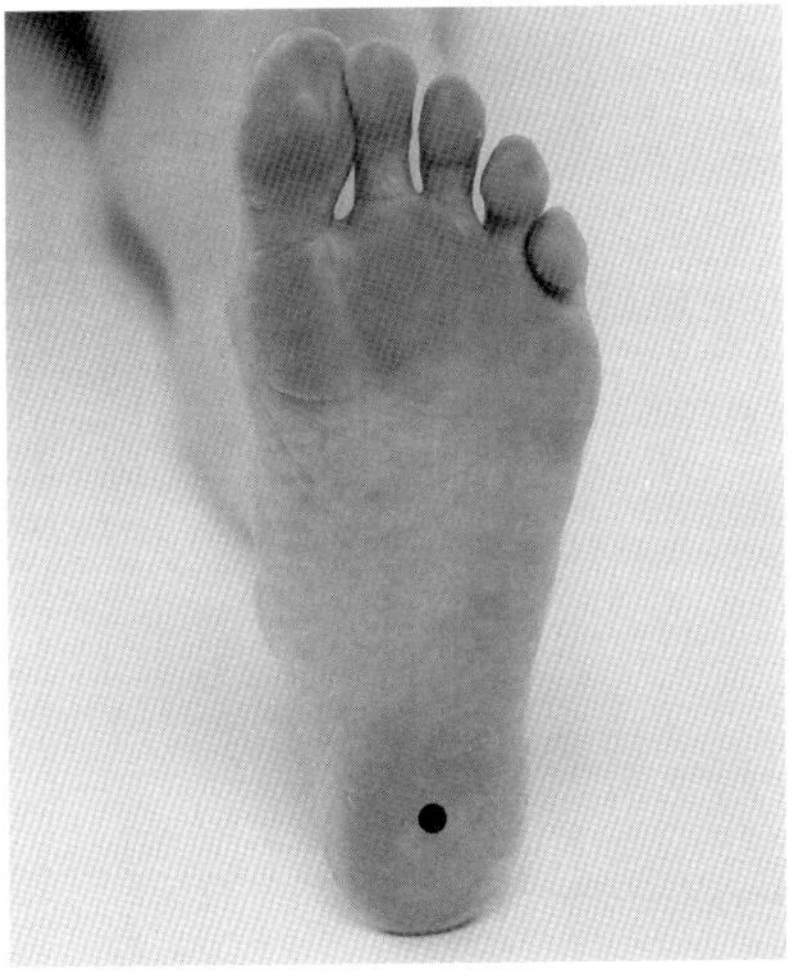

失眠
足の裏、かかとの中心にあるツボ。
眠りたいときに、即効性が高い。
下半身の冷えにも効果あり。

朝起きたら貯蔵している血を体に分配することがあります。夜になると血はまた肝に戻り、手足が少し冷たくなって眠りにつくことができます。ところが肝が弱ると、夜になっても血を肝まで戻す力がなくなります。手足も熱を持ったまま、頭の血もおろすことができないままです。

肝虚の人は、眠ろうとしても頭に血が残っているために、「きょうは失敗したな」とか「あの人はなんであんなことを言ったのかな」とか、頭の中でおしゃべりが始まってしまいます。目も充血します。交感神経が優位になったまま、陰の時間に陽が強い状態になっているのです。

足がほてる、よけいなことを考えて眠れないという人は、肝の力をアップして、血をおろすようなトリートメントをします。肝の経絡の通る、すねの骨のところを下から上にさすりましょう。また、すっぱいものを食べるなど、肝を補う春の過ごし方（75ページ参照）をするのもよいでしょう。

寝違えは、手とひじのツボで治す

　ふとした動作でも首が痛んで、とてもつらく煩わしいのが寝違えによる痛みです。なかなか治らずに、何日も続くこともあります。痛む部分を直接刺激してほぐしたくなりますが、いきなり、首筋をもんだり、押したりするのは控えましょう。まず痛む場所から離れたツボを使って少し状態をよくし、そのあとで痛む部分を刺激するのが効果的に痛みをとる秘訣です。

　寝違えに効果のあるツボは四つ、「合谷《ごうこく》」「後渓《こうけい》」「曲池《きょくち》」「天井《てんせい》」です。おかしくなってしまった経絡がどこかによって使うツボが変わります。

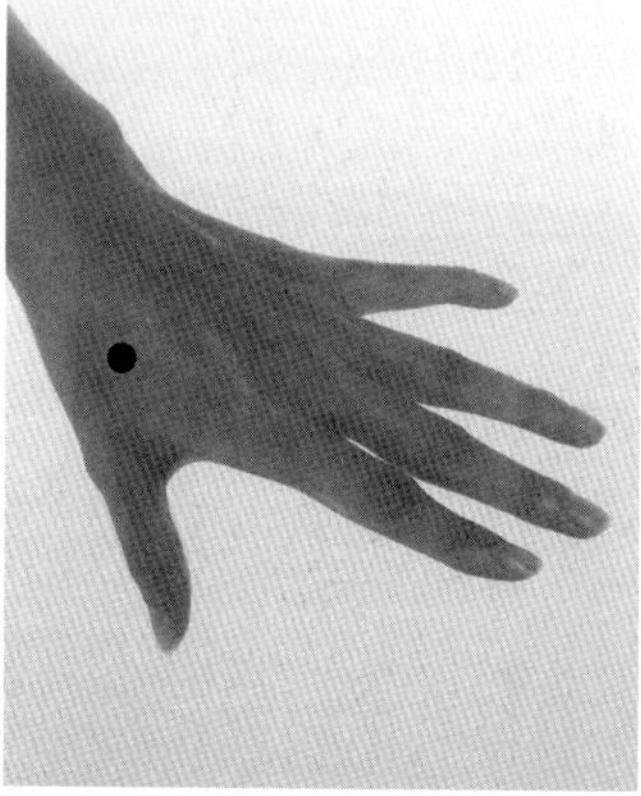

合谷

親指と人さし指の骨のつけ根。

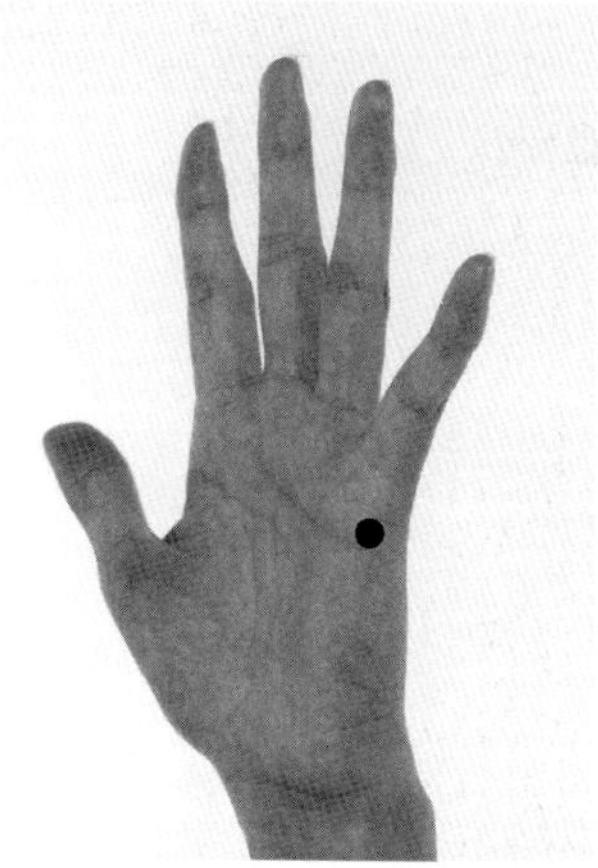

後渓

小指のつけ根の骨の下。小指を外に開きながら押す。

まずは自分の寝違えがどのツボを使うタイプなのかを知ることが必要です。それぞれのツボを押しながら、そっと首を動かしてみましょう。いちばん首が動かしやすかったツボが、その寝違えによく効くツボです。

タイプのツボがわかったら、押しながら首を無理しない程度に動かします。痛い側だけでなく、左右どちらの手のツボも押して行うとバランスがとれます。最後に、胸鎖乳突筋つまみ（44ページ参照）をすると、だいぶ楽になるはずです。

この胸鎖乳突筋つまみを寝る前にして首筋をほぐしておくと、寝ている間に首がガチガチにこるのを防げます。旅先で枕が変わり眠りづらいときなどに効果大です。

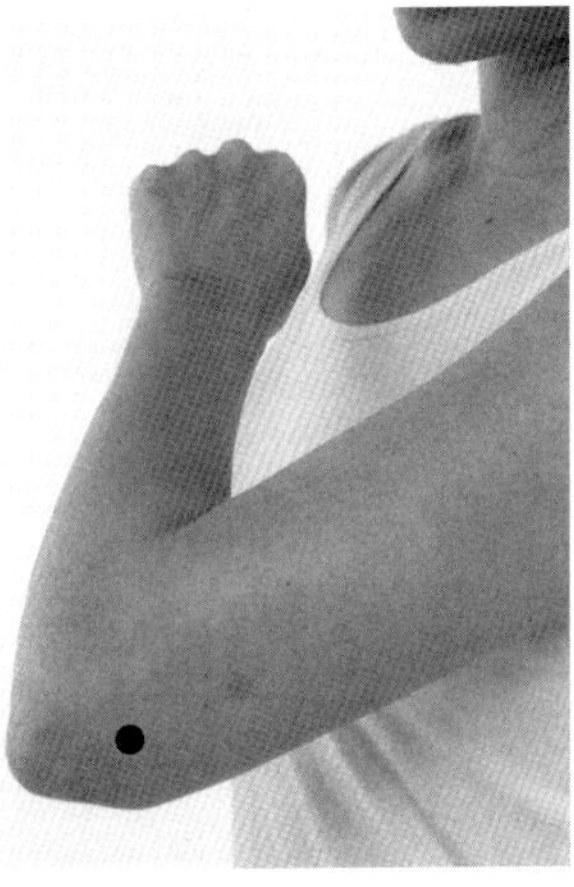

天井
ひじの先より少し上、ひじを曲げたときに凹むところ。

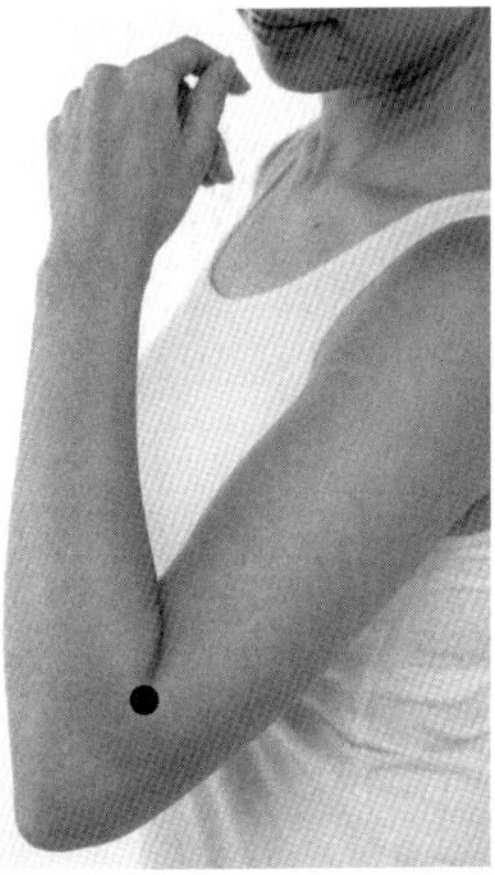

曲池
ひじを曲げたときにできるシワの端のところ。

肩こりは、肩甲骨ストレッチとツボ押しで改善

肩こりの原因の大きなものに、肩甲骨が固まってしまっていることがあります。肩甲骨をよく動かし、肩の周りの気・血のめぐりをよくすれば、肩こりが改善します。

両腕を肩の高さにあげ、肩甲骨を寄せるように、その高さのままひじを後ろに引いていきましょう。ひじを水平に動かすことがポイントです。

両手をひじまで合わせ、まっすぐあげていく、肩甲骨の動きをチェックするポーズ（73ページ参照）も効果があります。

ツボでは「肩井《けんせい》」が肩こりによく効きます。肩に手を置いたときに、中指が当たるところで

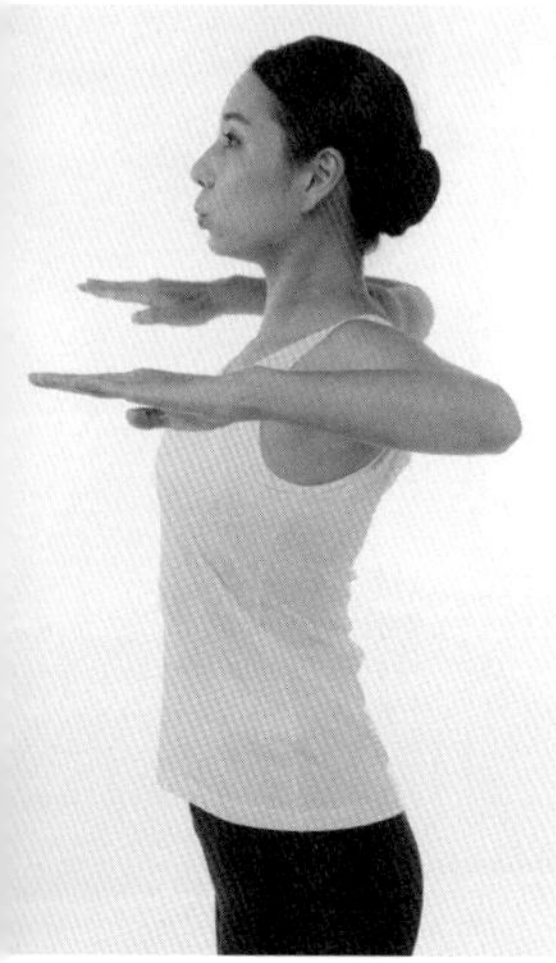

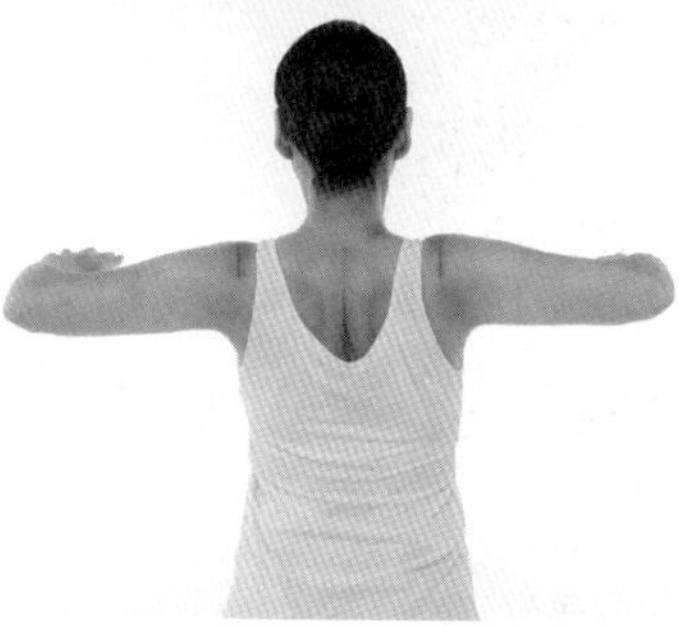

肩の高さにあげた腕を後ろにぐっと引いて、肩甲骨を寄せる。息を吐きながら。

す。押さえたまま、首を反対側に傾けてみましょう。肩の筋肉が盛り上がろうとするのを押さえることで、自然に指圧ができます。

首のほうのこりがつらいときには、首のつけ根を親指か、人さし指・中指の2本で押さえて、そのまま首を後ろに倒します。自分の気持ちがいいところを見つけるといいでしょう。

また、肩こりには、二の腕の冷えから起こるものもあります。二の腕は脂肪が多いため冷えやすく、その冷えが肩まで冷やしてしまうのです。肩がこって、二の腕が冷たいときには、ひじにあるツボ「天井《てんせい》」（157ページ参照）が効き目を発揮します。

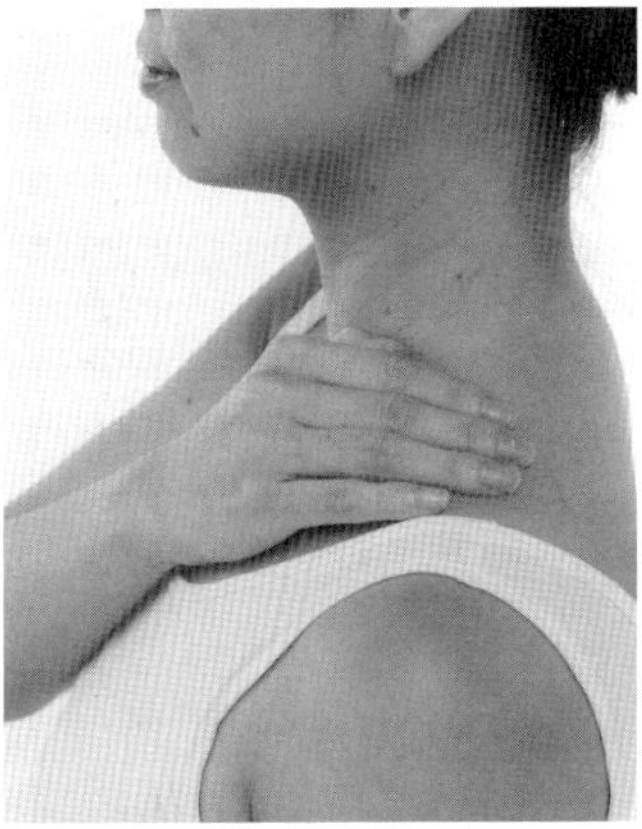

肩井
肩に手をのせて、中指の当たったところ。

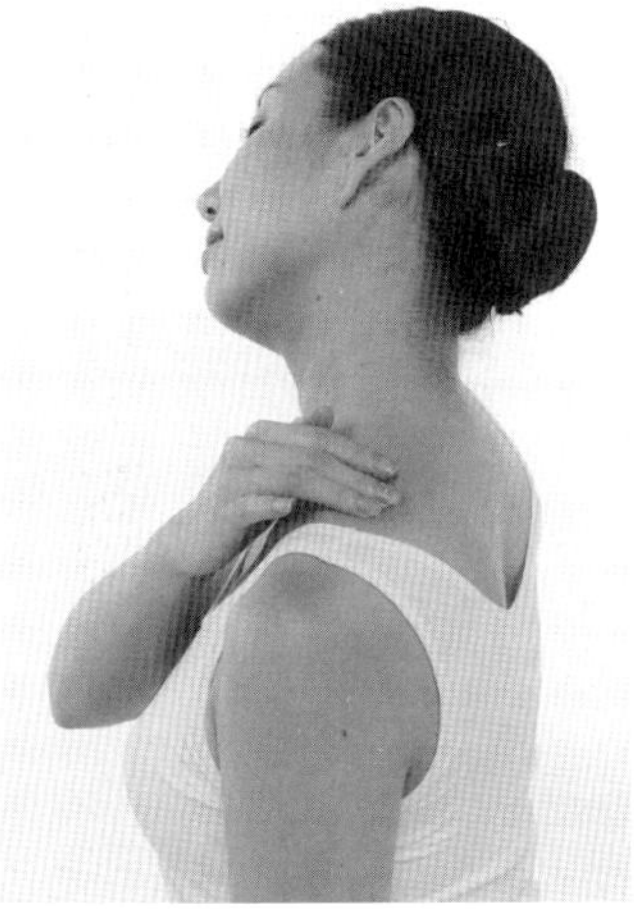

押さえながら首を反対に傾けると刺激できる。

肩や首がこったときにやってはいけないのが、勢いをつけて動かし、ポキポキ鳴らすことです。そのときだけはすっきりしますが、筋や骨をよけいに痛めることもあります。動かすべき正しい角度のわかった国家資格保有者が行えば問題ありませんが、素人が鳴らすのは危険です。とくに、骨と骨の間にある軟骨が減ってきている中高年にはよくありません。これは肩や首だけでなく、腰などほかの関節についてもいえることです。

ストレッチでたいせつなのは、息を吐きながらゆっくりと動かすことです。その途中で、ポキッと鳴ったとしたら、それは問題ありません。

手首の痛みにも天井

手首が痛むという人も多くいます。親指を中に入れて手を握り、手首を動かすと痛いという人は、ドケルバン病という腱鞘炎《けんしょうえん》で、トレーを片手で持つ人、パソコン作業の多い人、また、赤ちゃんを沐浴させるために手で赤ちゃんの首を支

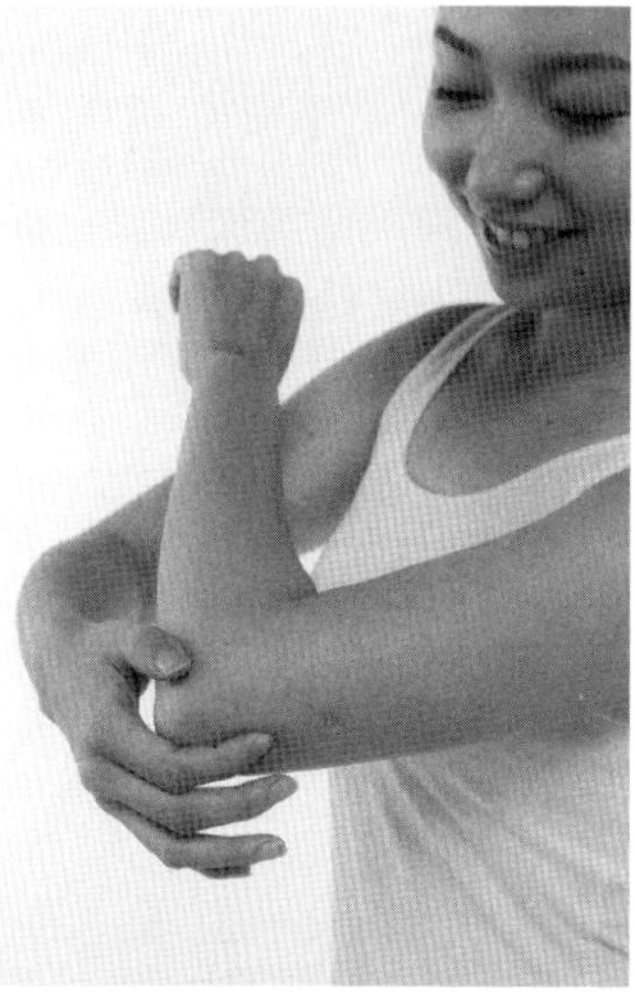

押しながら、ひじを
ゆっくり曲げ伸ばす。

えたりすることから、若いお母さんによくみられます。

寝違え、肩こりの改善に登場した、ひじのツボ「天井《てんせい》」は、この手首の痛みにもとてもよく効きます。天井を押しながら、ひじを曲げ伸ばししましょう。

めまい、耳鳴りには胸鎖乳突筋つまみ

めまいや耳鳴りの原因の6～7割は、胸鎖乳突筋にあります。胸鎖乳突筋は、えらから鎖骨のほうまで走る筋肉で、その下にちょうど頭に血を運ぶ頸動脈がクロスするように走っています。

胸鎖乳突筋がこってガチガチになると、頸動脈をもろに圧迫し、頭に血がいかなくなります。すると、ぼーっとなるほか、頭の機能が誤作動を起こして、めまい、耳鳴り、難聴、頭痛、吐きけ、視力の低下などの発症にもつながります。

めまい、耳鳴りなどの胸鎖乳突筋に関係している症状は、44ページの胸鎖乳突筋つまみをすると随分と改善します。

腰痛撃退に、手の甲のツボ押し

腰痛には、その名も「腰痛点《ようつうてん》」という昔から知られたよく効くツボがあります。手の甲、人さし指と中指の骨のつけ根、薬指と小指の骨のつけ根の2カ所で、腰痛もちの人は、ここを押すと痛みを感じるでしょう。

このツボはがっちり押したほうが効果的です。指ではうまく押せず刺激が足りないので、ボールペンの頭などを利用してグッと押しましょう。背中を丸めた姿勢で押すより、背中や腰を伸ばした姿勢や、前屈や側屈など体操をしながら押したほうが効果が高まります。

腰痛の痛みを改善するだけでなく、きょうは痛くなりそうだなというときに、予防的に

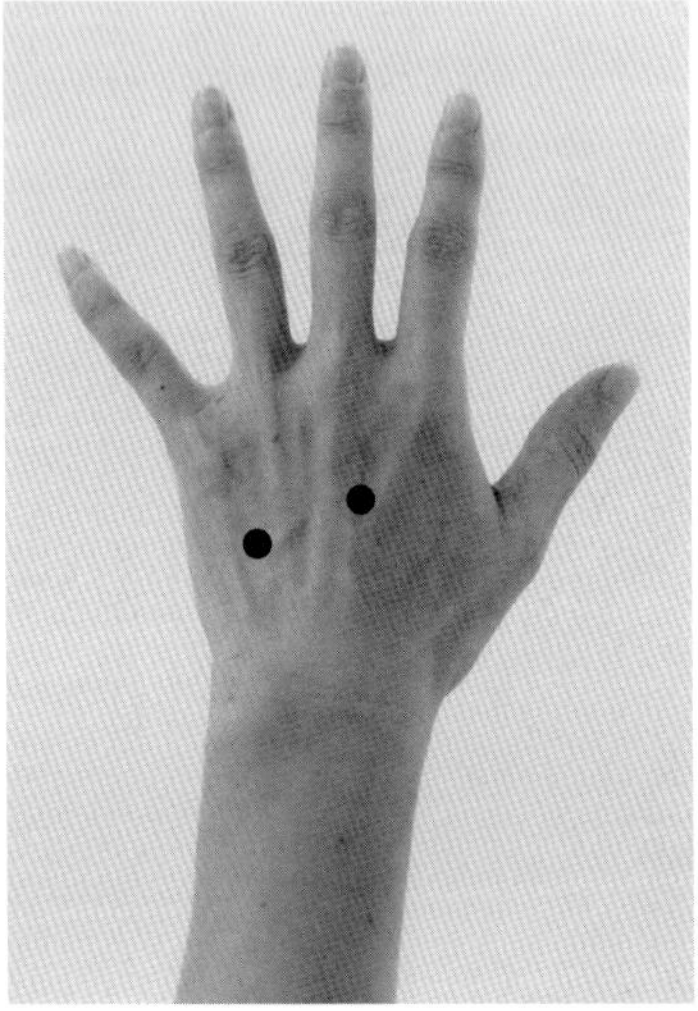

腰痛点

人さし指と中指、薬指と小指の間それぞれから、手首のほうに指をすべらせたときに、止まるところ。

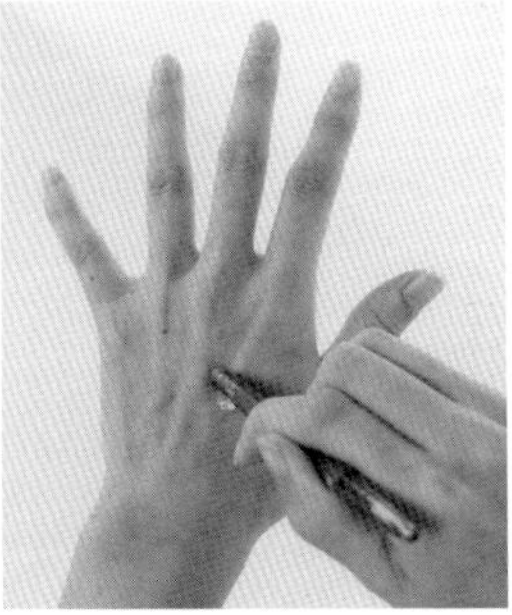

ボールペンの頭などでグッと押す。

ももをあげると大腿直筋腱がかたくなるので見つけやすい。大腿直筋腱の圧痛点を両側から10秒ほど圧迫する。足を組んでマッサージしてもいい。

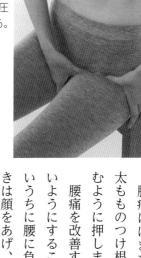

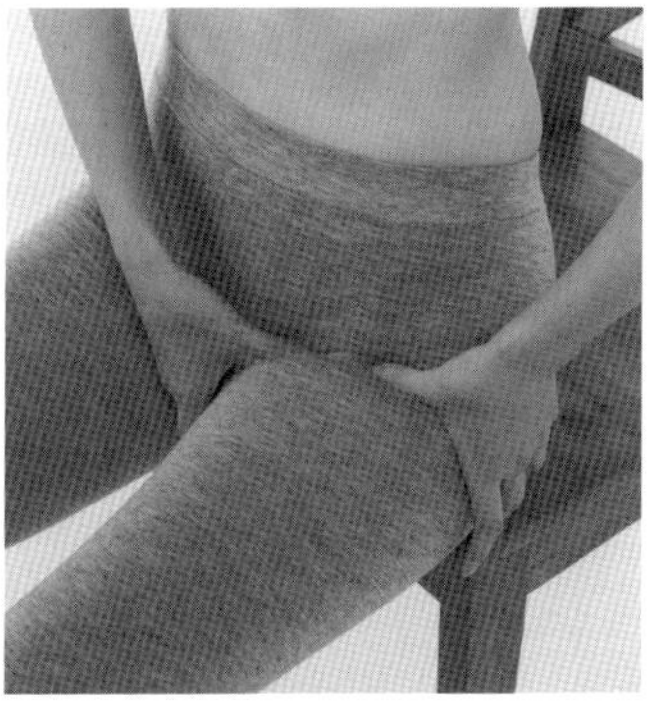

押しておくこともできます。

腰痛にはまた、鼠径《そけい》部のマッサージも効果があります。太もものつけ根にある大腿直筋腱という腱を両側からはさむように押しましょう。

腰痛を改善するためには、ふだんから腰に負担をかけないようにすることもたいせつですが、多くの人は気づかないうちに腰に負担をかけています。いすから立ち上がるときは顔をあげ、あごを突き出していることもそのひとつです。いすから立ち上がるときには下を向いて立ちましょう。顔をあげているより、ずっと楽に立てるはずです。

×

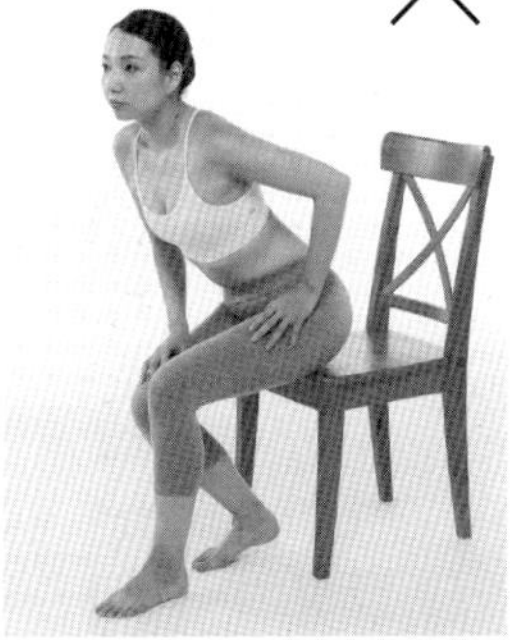

顔をあげて立ち上がると
腰に負担がかかる。

○

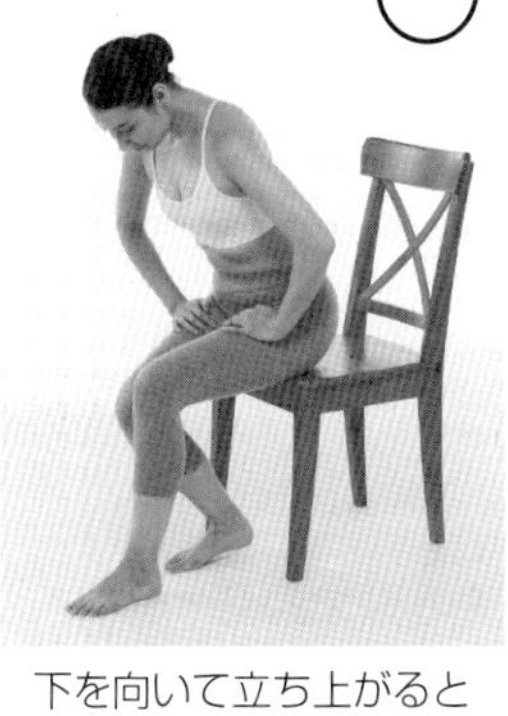

下を向いて立ち上がると
腰への負担が減る。

せきが止まらないときは、肋間のマッサージ

せきが出るのは肺が弱っているためで、全身の気の流れが悪くなっています。

せきが止まらず苦しいときには、手を熊手の形にして、肋骨と肋骨の間をマッサージしましょう。中心から外側に向かって、胸を開くようにマッサージすると、呼吸が楽になります。

このとき人さし指が鎖骨の下にくるようにすると、呼吸器の症状の改善に有効なツボ「兪府《ゆふ》」や「雲門《うんもん》」（97ページ参照）を刺激することができて、より効き目がアップします。

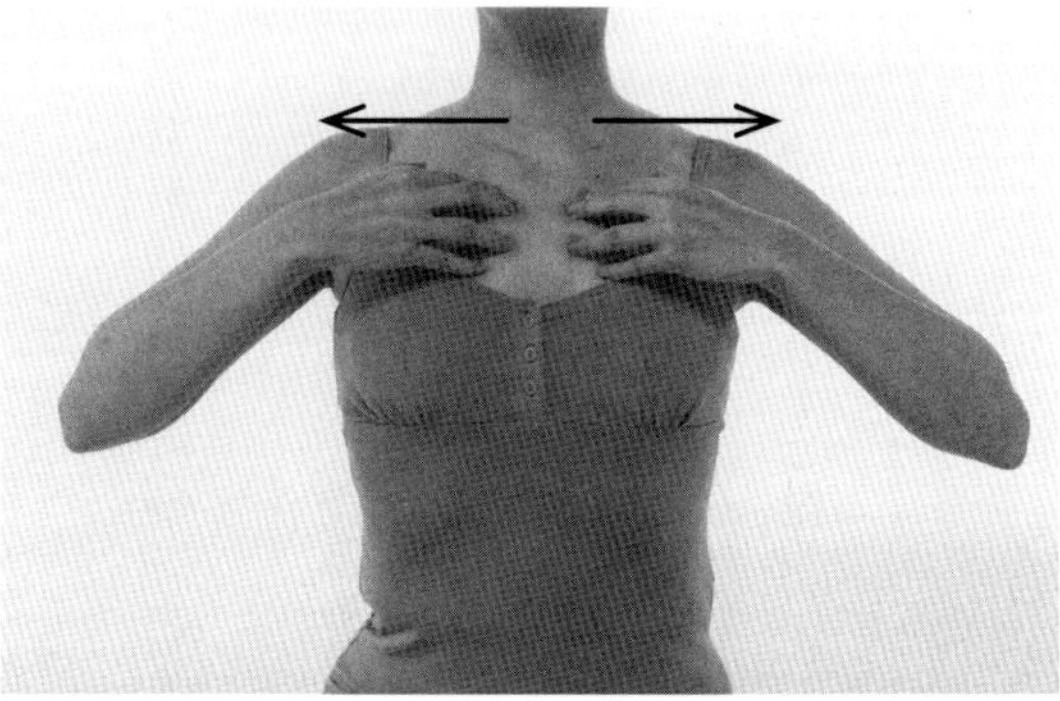

鎖骨下と肋間を中心から外側に
マッサージする。

コラム

静かにしていなければならないシーンでせき払いする人は「梅核気」

音楽会、映画館、講演会など、周囲が静かなときにかぎって、のどが詰まったような感じがし、せき払いをしてしまう人がいます。東洋医学ではこうしたのどの詰まりを「梅核気《ばいかくき》」と呼んでいます。ふだんからこの症状がある人が重症化すると、「ヒステリー球」とも呼ばれるようになります。

症状は、のどになにか詰まっているような違和感がある、飲み込みたくても飲み込めない、病院で検査しても何も異常が見つからない、などがあります。これはストレスを抱えている人で、「言いたくても言えない」ことがたくさんある場合に多い症状です。自己犠牲を払い、物事を我慢してしまう人に多いのが特徴です。王様の耳はロバの耳ではありませんが、どこかに発散できるところを見つけることもたいせつです。

東洋医学では、原因の一つに肝の気が下におりず上にのぼり固まると考えます。おなかを温めたり、おなかの富士山の指圧をすることも対処法の一つです。この場合、冷えは大敵。冷えるとよけいに気が固まり症状が悪化します。肝の経絡は足元から始まります。足元を温めて、リラックスしましょう。

乾燥によるかゆみには肺か陰を補う

肌がカサカサしてかゆいとき、外部の乾燥が原因になっている場合と、内部の潤いが足りなくて乾燥している場合の、二つのタイプがあります。

秋冬になると肌がかゆいという場合は、外部の乾燥が原因になっているタイプです。肺の機能を高めることを考えましょう。深い呼吸をしたり、手の肺経（17ページ参照）をさすったりするとよいでしょう。

季節を問わず、一年を通して肌が乾燥している場合は、肝の血と腎の水が不足しているため、体を潤す陰の成分が足りず、表面が乾燥していると考えられます。肌も熱をもっているでしょう。肝と腎の働きをよくするために、足首の内側やすねのあたりをさすったり、すっぱいものや黒いものを食べるよう心がけましょう。また、こうした場合は、あまり体を温めるのはよくありません。温めると熱でよけいに乾燥してしまいます。眠る前にも温かいものを飲むより、ほんの少し冷たいものをとるとよく眠れます。

どちらの場合も、肌に水分で潤いを与え、そのあとにワセリンや肌用オイルで油分を補って保湿をすることもたいせつです。

鼻水、鼻詰まりには上迎香と上星

鼻水を止めたい、鼻詰まりを解消したい、そんなときには鼻の両側にあるツボ「上迎香《かみげいこう》」を押してみましょう。鼻のさまざまな症状に効果があります。鼻の両側をいっぺんに押すと苦しくなってしまうので、必ず片方ずつ押します。

また、鼻が詰まっていて息ができないといったときには、「上星《じょうせい》」があります。額にあるツボで、鼻を通し、目の症状や頭痛にも効果があるとされます。

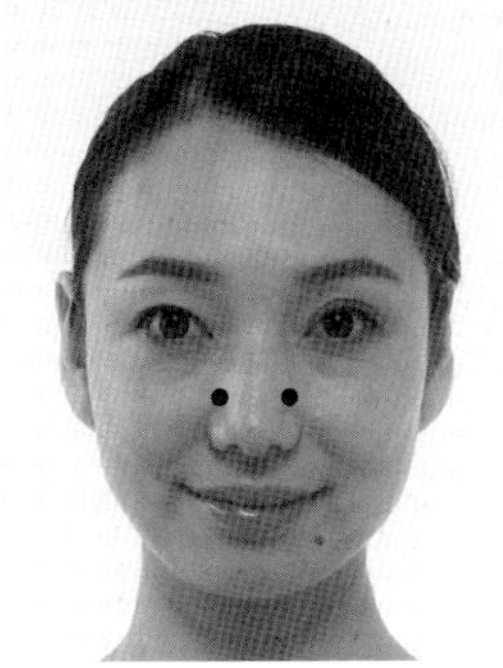

上迎香
通常の迎香よりやや上にある。

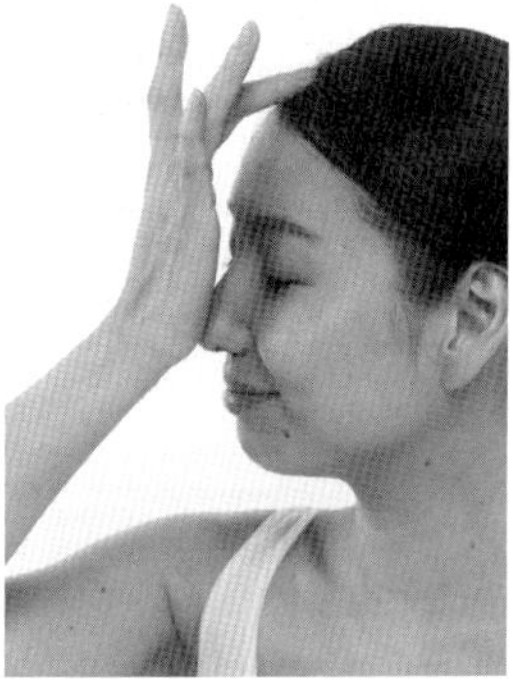

上星
鼻の頭に手首を当て、中指が当たったところ。ツボをとったら、鼻から手首を離してそのまま中指で指圧する。

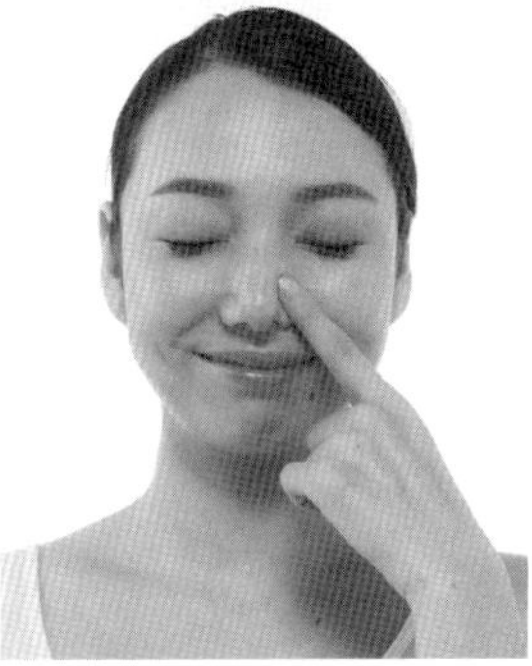

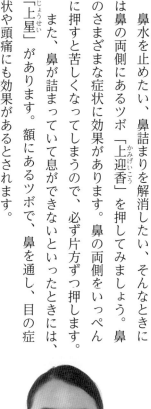

上迎香は上から下に指をスライドさせるようにして10秒ほど押す。

二日酔いに、手首、足首、肋骨の下

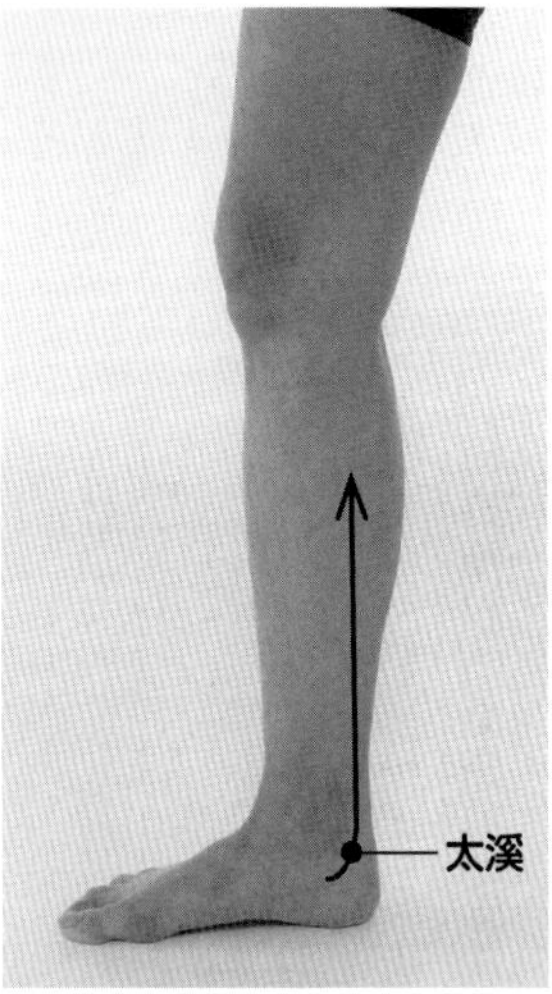

太溪のある足首の内側をさすって、腎機能アップ。

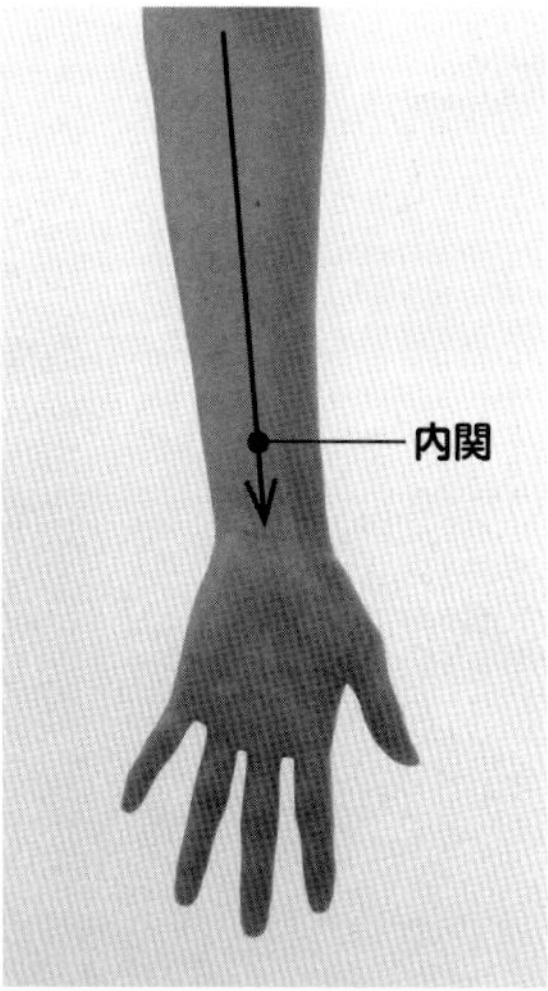

内関のある手首の内側をさすって、内臓機能アップ。

二日酔いの予防に、また、二日酔いになってしまったときのつらい症状の改善に、刺激するとよい三つの場所がありま す。忘年会シーズンなど、飲む機会が続くときに効果を発揮します。

一つ目は手首です。手首の内側には心包経のツボ「内関《ないかん》」（62ページ参照）がありま す。ひじから手首のほうに向かってさすることで、自律神経のバランスをとり、内臓の働きを高めましょう。

二つ目は足首です。足首の内側には腎系のツボ「太溪《たいけい》」（55ページ参照）があります。足首内側を下から上にさすると、

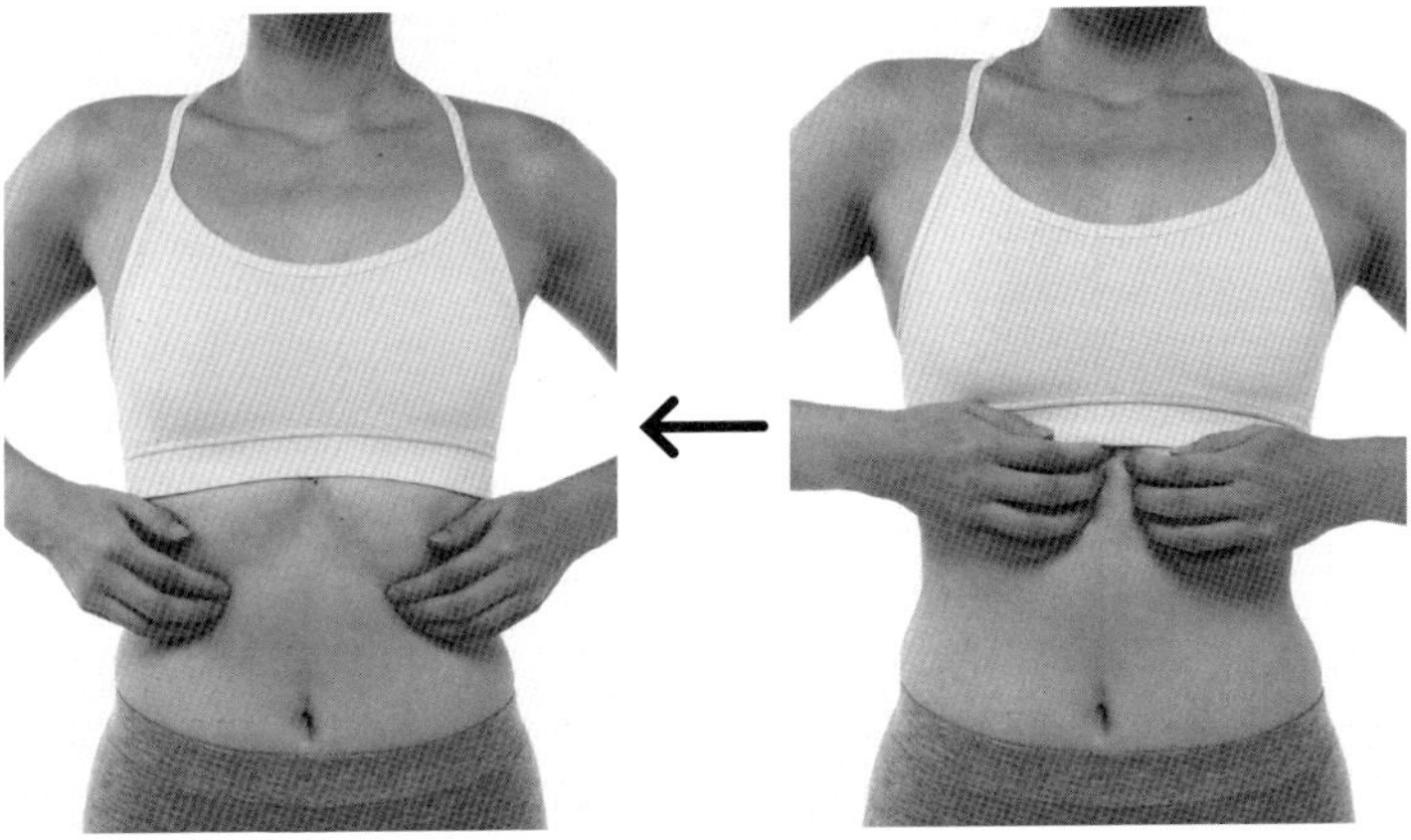

肋骨の下「おなかの富士山」を押して、肝機能アップ。

腎の働きがよくなり、尿がよく出るようになります。

三つ目は、肋骨の下です。ここには肝にとてもよく効くツボがあり、刺激をすると肝の血の流れをよくしてくれます。肝の解毒作用が高まって酔いづらくなります。肋骨の下を中心から外側に向かって指をスライドさせながら押していきましょう。

飲む前に、予防的に使うときには、しっかりと押したほうが効果的。しかし、酔ってしまったあとは、強く押すと吐きそうになることもあるので、軽くなでるだけでよいでしょう。麦茶など電解質の入った水分をとることもたいせつです。

コラム

お酒は陰陽が融合された完全体

お酒は、神酒《おみき》として神前に捧げられたり、場を清めるためにまかれたり、神聖なものとされてきました。これは、すべてのものが陰陽に分けられる世界で、酒は、陰陽が融合された完全体であると考えられていることに関係しています。

もともと水分は陰の素材でできているので、たくさん水を飲むと体が冷えます。お酒も水分ですので冷えるのです。ところが、お酒の中のアルコールは陽の成分です。アルコールを飲むと体がカーッと熱くなるのは、陽の気が強いせいです。

そのような意味でお酒は、陰陽がととのっているといえます。陽の成分が働くために、体が熱くなったり陽気になったりしますが、飲みすぎると陰の成分がじわじわと出てきて冷えが始まります。お酒を飲んだ次の日の朝、起きたらかぜをひいていたことはありませんか。お酒は適量を飲む、つまりポカポカと温まる程度だと陰陽からみるとちょうどよい量です。深酒は、陰分が強くなるので要注意です。

かすみ目、疲れ目には睛明

かすみ目は、目のレンズである水晶体の厚みをコントロールしている毛様体筋《もうようたいきん》が弱って起こります。目の血行をよくし、毛様体筋の働きをよくするツボが「睛明《せいめい》」です。

睛明は視力回復の働きをするツボで、目が疲れたときに目頭を手で押さえるのは、まさに睛明を刺激するポーズ。写真のように親指で押さえて顔を倒せば、よりしっかりと刺激することができます。睛明を押すと目がすっきりし、充血もとれます。パソコン疲れの目には最適です。目がパッチリ開くので、証明写真を撮る前などにも押すとよいでしょう。

目の上の骨の下を押し込むように刺激するのも、かすみ目、疲れ目に効果があります。また眉毛を大きくつまむのも視力回復によい方法です。

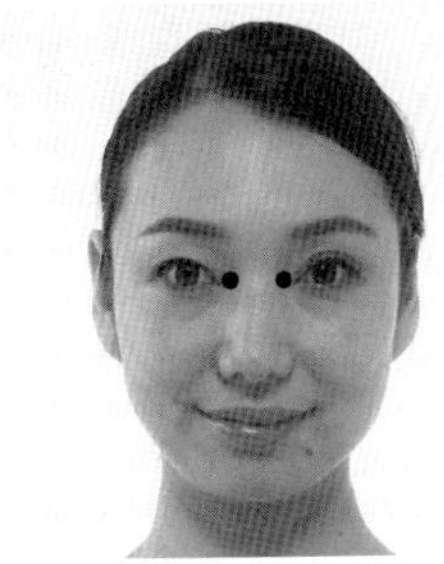

睛明
目頭にある骨のくぼみ。

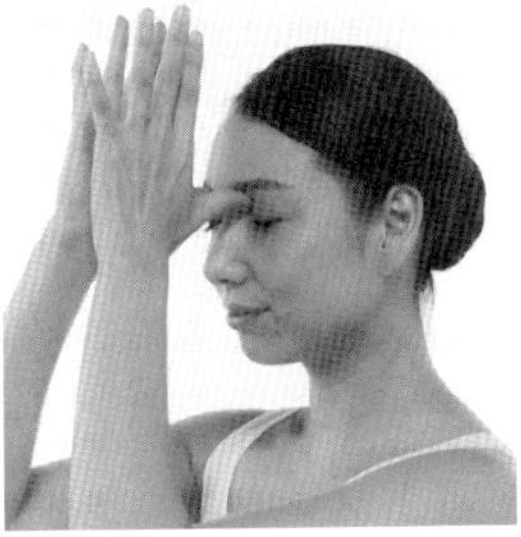

睛明を親指ではさむように押さえる。

↓

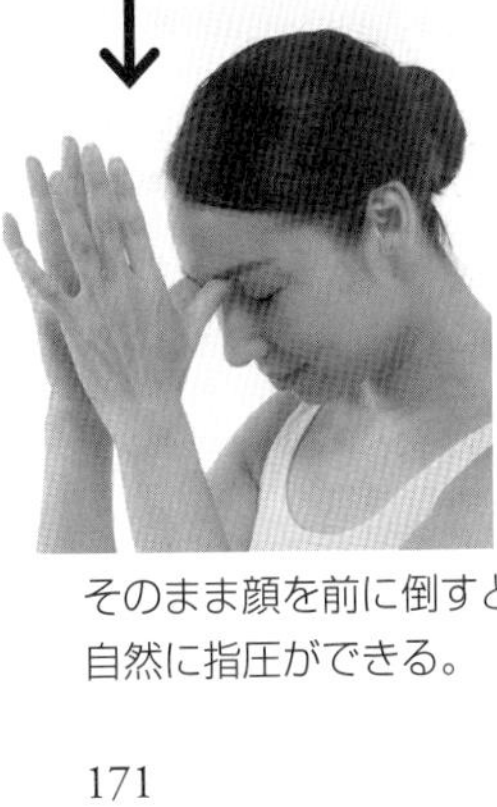

そのまま顔を前に倒すと、自然に指圧ができる。

急な腹痛からの下痢予防に金門

下痢止めの特効ツボに「金《きん》門《もん》」があります。足の横にあり、とるのが難しいツボなので、足を温める効果もねらって、蒸しタオルを足に巻いて押すのがいい刺激の方法です。外出先などでは、蒸しタオルなしで、足を両側からぎゅっと押すだけでも違います。

また、いつもおなかの調子が悪い人は、すねの両脇にある脾経と胃経をマッサージすると、消化器の調子がととの

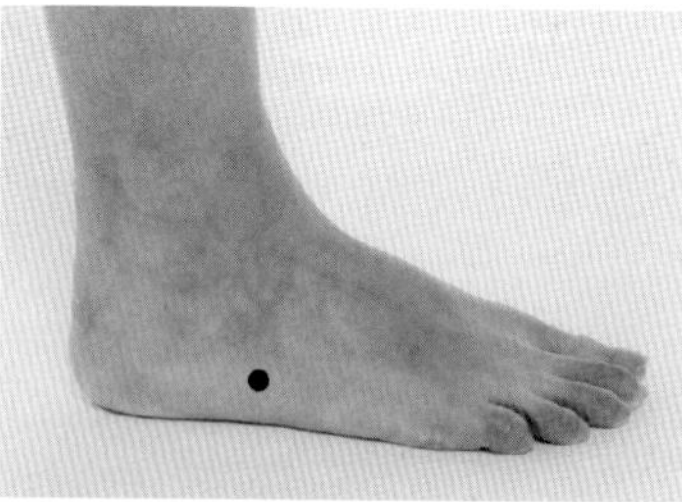

金門
くるぶしの下、少しつま先寄りにある凹み。腹痛、関節痛などに有効。

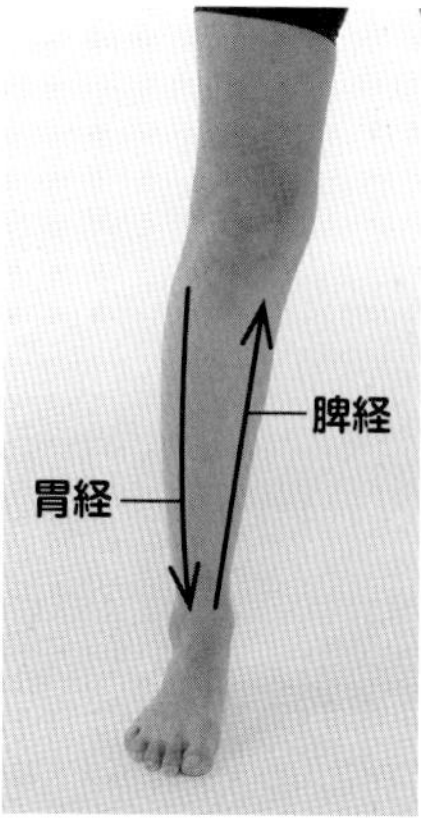

すねの内側の脾経は下から上に、すねの外側の胃経は上から下にマッサージ。

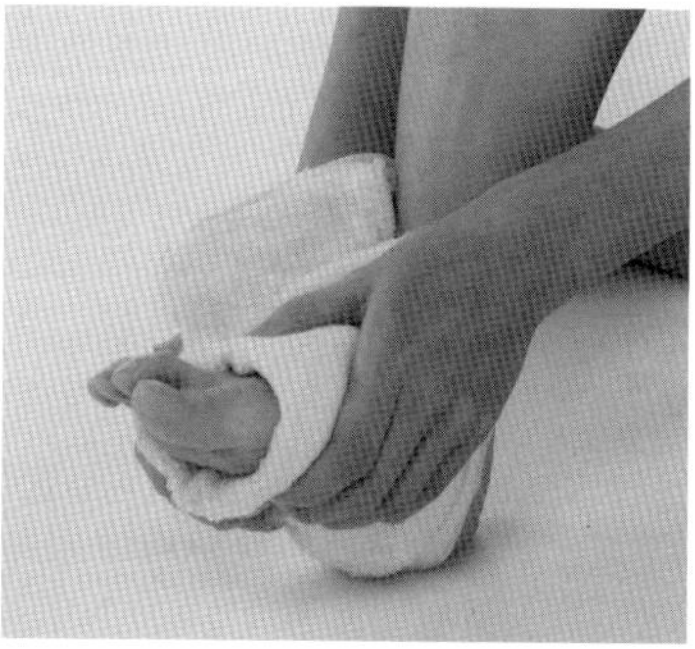

足をタオルで包んで、両側からぎゅっと押す。

います。足湯や足用カイロを使って、足を温めるのも効果的です。

下痢をしやすい人は、メンタルコントロールもとても重要です。「足湯に入ってきたか「足湯に入ってきたから大丈夫」など、思い込むことで症状が抑えられます。

緊張からおなかが痛くなる人は、自律神経をととのえ、緊張をゆるめるために、手の内側にあるツボ「内関《ないかん》」（62ページ参照）、また「耳神門《みみしんもん》」（42ページ参照）を利用しましょう。中指伸ばし（39ページ参照）も有効です。

便秘には腸マッサージ

複数のタイプがあり、改善するのが難しいのが大人の便秘です。いちばん効果が高いと思われるのは、自分の手でおなかをマッサージし、腸を刺激することです。子どもの便秘と同様におへそを中心に時計回りにおなかをマッサージしましょう。とくに、便がたまりやすいおへその上はしっかりと流します。

便秘から顔に吹き出物が出る人もいます。口の周りにできたら大腸経が弱っている証拠です。手の大腸経（18ページ参照）をなでましょう。あごにできる人は、ストレスからきた便秘と考えられます。まずはストレスの発散を図りましょう。

食あたりは、裏内庭で悪いものを出しきる

食あたりからきている下痢は止めずに、逆に排泄を促して悪いものを出しきったほうが、回復が早まります。そのためのツボが「裏内庭《うらないてい》」です。足の人さし指のつけ根近く、人さし指を曲げて足の裏につくところにあります。お灸ができればそれがいちばん効果的です。

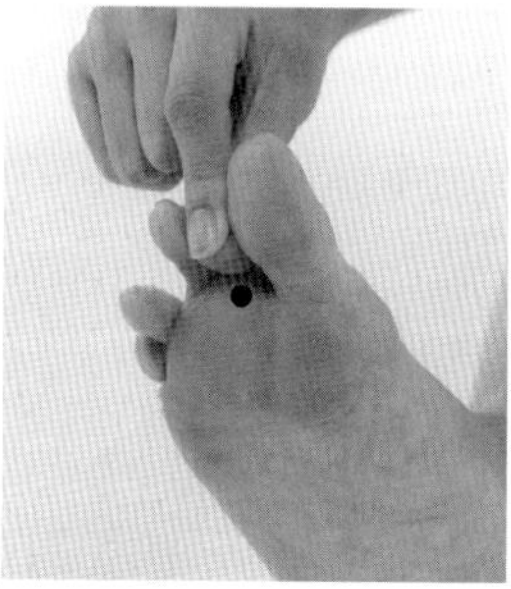

裏内庭

人さし指にサインペンなどで印をつけておき、曲げたときに足の裏に印を写すとツボがとりやすい。

頻尿が気になるときは、足の裏を温める

頻尿は腎の冷えからきています。おふろで足の裏をマッサージするなどして、腎を温めましょう。蒸しタオルで足を温めるのもよい方法です。

一時的に尿がたくさん出て、そのあと間隔がととのいます。水分を調節できるので、むくみもとれます。

コラム

手首足首を日常的にさすりましょう

東洋医学の治療概念に、「陰主陽従《いんしゅようじゅう》」という言葉があります。陰と陽は同等ですが、治療は陰から始めると体に負担をかけずにすみます。体の内側が陰ですから、日常的に、ひじから手首までの手の内側、また、膝から内くるぶしまでをさするとよいでしょう。東洋医学では、足首はとくにたいせつな部分です。内くるぶしには太溪穴《たいけいけつ》があります。「太溪」の意味はたいせつな深い谷、この場合はエネルギーである気をためておく場所という意味です。これは陰の極め。外くるぶしには「崑崙《こんろん》」、これは中国の神々が住む神山。つまり陽の極め。足首は陰陽が極まったたいせつな場所なのです。手首も、足首と発生学的に同じ、つまり手首足首は最もたいせつなツボが並んでいるのです。これをさわらないのはもったいない。一日、何度でもさすりましょう。

古代中国では、鍼灸の技術は時の権力者を診る医学で、おなかや頭など急所にはふれることができません。そこで考え出されたのが手首や足首などの体の中心から遠い部位で治療する方法です。先人たちが命をかけて考え抜いたツボです。効かないはずがないのです。

船水隆広　Takahiro Funamizu

東京医療専門学校鍼灸マッサージ科科長

はり師・きゅう師・あん摩マッサージ指圧師として20年の臨床経験をもち、欧米やアジア各国など国内外で鍼灸の指導にあたっている。ストレスケア、こころの病気に対する経絡治療と「さざなみ鍉鍼術《ていしんじゅつ》」が専門分野。震災直後には被災地で鍼灸や鍉鍼の施術を行う。施術効果の科学的研究など、幅広く活躍している。目指すのは「やさしく美しい鍼」。心身健康科学修士、経絡治療学会評議員、日本伝統鍼灸学会理事、日本更年期と加齢のヘルスケア学会幹事、多文化間精神医学会会員。

鍉鍼《ていしん》

鍼を刺さない経絡治療。純金や純銀など鍉鍼用の道具を用いてツボを押したり、気・血の流れをよくする。鍼治療と同様の効果がある。

装丁／西垂水 敦（krran）
編集協力／宇田川葉子　漆原 泉
イラスト／岸 潤一
本文デザイン／川名美絵子（主婦の友社）
校正／畠山美音
モデル／藤田智子（SPLASH）
撮影／松木 潤（主婦の友社）
編集／平野麻衣子（主婦の友社）

深《ふか》い疲《つか》れをとる自律神経《じりつしんけい》トリートメント

2018年1月10日　第1刷発行

著　者／船水隆広《ふなみずたかひろ》
発行者／矢﨑謙三
発行所／株式会社主婦の友社
〒101-8911
東京都千代田区神田駿河台2-9
電話（編集）03-5280-7537
（販売）03-5280-7551
印刷所／大日本印刷株式会社

ISBN978-4-07-426874-0